リハベーシック

生化学・栄養学

内山　靖・藤井浩美・立石雅子　編

第2版

医歯薬出版株式会社

執筆者一覧

編集者

内山《うちやま》　靖《やすし》　名古屋大学大学院医学系研究科予防・リハビリテーション科学創生理学療法学

藤井《ふじい》　浩美《ひろみ》　山形県立保健医療大学保健医療学部作業療法学科

立石《たていし》　雅子《まさこ》　一般社団法人日本言語聴覚士協会

執筆者（執筆順）

内山《うちやま》　靖《やすし》　同　上

田中《たなか》　進《すすむ》　高崎健康福祉大学健康福祉学部健康栄養学科

紺谷《こんたに》　靖英《やすひで》　南九州大学健康栄養学部食品開発科学科

倉貫《くらぬき》　早智《さち》　神奈川県立保健福祉大学保健福祉学部栄養学科

清水《しみず》　雅富《まさとみ》　東京医療保健大学医療保健学部医療栄養学科

川和《かわわ》　理恵《りえ》　上智大学総合人間科学部看護学科

藤原《ふじわら》　葉子《ようこ》　お茶の水女子大学名誉教授

田中《たなか》　裕二《ゆうじ》　令和健康科学大学看護学部看護学科

藤井《ふじい》　久雄《ひさお》　元・仙台大学体育学部

津《つ》戸《ど》佐《さ》季《き》子《こ》　元・横浜市立大学附属市民総合医療センターリハビリテーション部

若林《わかばやし》　秀隆《ひでたか》　東京女子医科大学病院リハビリテーション科

西岡《にしおか》　心大《しんた》　一般社団法人是真会長崎リハビリテーション病院法人本部教育研修部/栄養管理室

星野《ほしの》　郁子《いくこ》　公益財団法人脳血管研究所美原記念病院栄養管理部

井上《いのうえ》　善文《よしふみ》　千里金蘭大学栄養学部栄養学科

稲本《いなもと》　陽子《ようこ》　藤田医科大学保健衛生学部リハビリテーション学科

This book is originally published in Japanese
under the title of：

RIHA-BASIC SEIKAGAKU/EIYOUGAKU
(Rehabilitation Basic；Biochemistry and Nutrition)

Editors：
UCHIYAMA, Yasushi et al.
Professor, Nagoya University

ISHIYAKU PUBLISHERS, INC.
7-10, Honkomagome 1 chome, Bunkyo-ku,
Tokyo 113-8612, Japan

シリーズの序

このたび，リハビリテーションベーシック科目にかかわるシリーズを企画・編集しました．

日本において，理学療法士，作業療法士および言語聴覚士の養成課程は，特に平成の30年間で，社会のニーズと規制緩和によってその数が急速に増加しました．この過程で，大学，短期大学，専門学校等の多様な学校形態と修業年限に加えて，主として夜間に開講されるコースなどでも身近に学ぶことが可能となっています．また，2019年4月からは新たな高等教育機関として，専門職大学での教育が開始されたところです．

これらの養成課程では，関連法令で国家試験受験資格を得るための教育課程が詳細に規定されています．その基本的な構成は，教養教育，専門基礎，専門科目に大別することができ，専門基礎と専門科目については各職種の特徴を踏まえた科学性とリハビリテーション（リハ）の理念に基づき良質なテキストが発行されています．

教養教育については，歴史的にリベラルアーツとして一般教育を重視して，人文・社会・自然の諸科学にわたり豊かな教養と広い識見を備えた人材を育成するために構成されてきた経緯もあり，それぞれの養成課程で何をいかに学ぶのかについては十分な議論が成熟していません．

近年のリハ専門職にあっては，従来の医学的な知見に加えて，再生医療，ロボティクス，データサイエンスとともに，多職種連携・チーム医療，社会保障制度の理解，法・哲学を包含した生命倫理など，学際的な基盤と実践適用に大きな期待が寄せられています．このような状況にあって，私たちシリーズ編集者は，リハ専門職の領域における教養教育のあり方について真摯な議論を重ねてきました．教養教育は，単なる専門教育の補完や予備的なものではないとの認識で，同時に，入学直後の学習意欲の低下を防いで初年時教育を効果的に展開し，生涯にわたって学び続ける姿勢を涵《かん》養《よう》し，時代の要請に応える創造性と基本的な課題解決能力を修得するための知恵をわかりやすい形で示すことといたしました．

幸いにも私たちの理想に多くの専門家から共感をいただき，見開き2ページのフォーマットによる解説と簡潔なイラストや図表により，高度な内容をわかりやすく簡潔に表すことができました．ご執筆いただきました先生方にはここにあらためて感謝申し上げます．あわせて企画の構想段階から医歯薬出版株式会社の五十嵐陽子取締役，小川文一執行役員，栗原嘉子様には多大なご協力をいただきましたことに心から感謝申し上げます．

本シリーズはこの数年をかけて幅広い領域の内容を提示していく予定でおりますが，このような試みは先駆的で挑戦的なものでもありますので，読者の皆様から忌憚のないご意見をいただき，より成熟したものへと育てていただければと願っています．

2019年11月

シリーズ編集者

内山　靖・藤井浩美・立石雅子

第2版　編集の序

2020年1月に本シリーズの発行が始まり，この間，7冊が刊行されました．

現在，さらに1冊が編集・制作の過程にあり，これと並行して当初の数冊を第2版として改訂することになりました．このような短期間に改訂が実現したことは，ひとえに多くの読者から絶大なご支持をいただいたことに尽きます．このような機会をいただけたことに感謝しつつ，よりよいテキストへと高めていく好循環を目指して取り組んでまいりました．

第2版においては，全員に引き続きご執筆をお願いすることができ，原則として初版の内容を継続しました．ご執筆者にはご逝去された先生がいらっしゃいましたが，ご家族がご本人の遺志を引き継いでくださいました．

今般，読者の声に基づき，いくつかの加筆・修正を重点化しました．まず，大変ご好評をいただいている見開き頁を要約する図を点検・加筆したことです．この図は内容の一部を補足するものではなく，全体を俯瞰する中核として，講義や学習の中心となるように細部まで整合性と内容を精選しました．次に，最新の指定規則ならびに国家試験出題基準との整合性を意識し，学問を理解する中で学習者のニーズや目標に沿った教材となるように工夫しました．また，学生の皆さんが臨床現場での臨場感を高められるように，コラムの内容を一部変更・加筆し，その数も6本から10本に拡充しました．巻末の国家試験過去問題については直近の内容まで加え，初版では5年間であったものを8～10年間まで拡充しました．他方，15章の要点チェックはよりコンパクトにして見直し学修がしやすくなるよう努めました．

本書は，化学，生物学からなる生化学の基幹学問の崇高さと原理を誤解なく解説し，初年次教育として学修方法や専門課程への意欲を高めることを目指しています．また，生理学・臨床医学などの共通基礎科目やリハビリテーション専門科目との接続を意識しつつ，栄養学について親近感をもってリハビリテーションへ応用できる生きた知識と考え方を身につけられるように挑戦を続けています．その過程では，生化学・栄養学をご専門とする教育研究者，リハ専門職である編集者，出版社が相互に自由闊達な意見交換を進め，出版社においても編集，営業，制作の三位一体の関係が相乗効果となって成し遂げられるものと考えています．特に，営業の皆様から読者である学生ならびに教員の声を編集者まで詳細に届けてくださったことは，チーム・多職種連携の形として本書にも具現化されているように感じます．

リハビリテーションでは，活動を支援するために必要な栄養，睡眠によるエネルギーの蓄積が不可欠です．本書が，読者の皆様の知識と活力の源の一助となれば幸いです．

2023年10月
担当編集
内山　靖

第1版　編集の序

このたび，リハベーシック『生化学・栄養学』を発刊する運びとなりました．本書は，理学療法士，作業療法士および言語聴覚士の養成課程においてリハビリテーション（リハ）専門職を目指す方々，そして，各々の資格を取得して臨床で活躍し学生を指導する皆さんに向けてまとめたものです．

教養教育における自然科学のうち，高校で学修したいわゆる理科に関連する学問として物理学，化学，生物学が挙げられます．高等学校で理科を２科目選択する場合には，化学に加えて生物もしくは物理を選択している学生が多いようです．リハ専門職にとって，生物の重要性は概念的に理解しやすく，実際に解剖学や生理学で最初に学習する細胞の講義は，生物学と類似した印象をもたれることでしょう．また，物理は，理学療法と言語聴覚では親和性が想像しやすいものですが，高校時代に学習が十分でない場合や若干の苦手意識をもっている学生もいるようです．他方，化学は，薬剤師や管理栄養士ではその重要性が認識されやすいと思いますが，リハ専門職の学生になぜ化学が必要なのかということはピンときにくい点があるかもしれません．

リハ専門職にとって，物理学は，関節運動にかかわるてこやモーメントなどの力学，聴覚や発声にかかわる音響や振動，温熱・超音波・電気刺激の基本原理等と密接にかかわり，生物学は遺伝子，細胞，器官の構造と機能を学ぶ基礎となります．化学は，生体を構成する物質とその反応を理解するうえで重要であり，発生，遺伝，薬理，栄養，臨床検査等多くの学問の基盤となります．

本書では，生物を構成している物質の構成と反応を知り，生命の維持に必要な合成と分解に関する基本的な理解を高めるための学問として生化学を取り上げ，栄養学とともに一連の理解ができるように構成しました．栄養に加えて薬物を理解する土台も構築できるので，運動やコミュニケーションならびに活動を高める治療・介入を通して，リハの目標である対象者の健康観の改善と活動/参加を促す基盤につながるものと位置づけています．

チーム医療の重要性が叫ばれる中で，多職種が共通の科学的基盤と共通言語をもつことが必要であり，対象者や家族にとって在宅や通所では最も接する機会が多い理学療法士，作業療法士，言語聴覚士は，食欲，薬剤，心身の気がかり，家屋や福祉機器の相談などワンストップのゲートキーパーとしての役割が期待されています．このことは早期発見，重症化の予防，より適切な専門医の受診や対応を促し，社会保障費の効率的な運用にもつながるものと考えられます．

それぞれの領域に夢と希望もって入学されてきた皆様が，初年度から専門性とキャリアを見据えた主体的な学修に取り組むことで，さらにその夢は大きく現実的なものになると信じています．

2019年12月
担当編集
内山　靖

目　次

CONTENTS

コラム一覧

LECTURE 1－1 なぜ生化学を学ぶのか

POINT

生物を構成している物質の構造と機能，その合成と分解にかかわる反応を知り，生体の恒常性がどのように維持されているかについて理解を高めるために生化学を学ぶ.

1 生化学とは

生化学とは，物質を研究対象とする化学に基づき，生物を構成している物質の生命現象へのかかわりについて究明する学問である.

生体を構成している分子の構造と機能，中でも蛋白質およびそれを構成するアミノ酸，糖質，脂質等についてその合成と分解の過程である代謝（同化と異化），これらの代謝にかかわる化学反応を触媒する酵素，それらの代謝経路の制御にもかかわるホルモンの作用について理解する．また，生体内で合成できない有機化合物であるビタミンの構造と機能およびミネラルの役割を理解し，これらを通じて生命現象の制御，生体の恒常性の維持のメカニズムについて理解するものである.

2 生化学と関連の深い領域

生化学は，生物化学ともよばれるように，化学に加えて生物学を基本的な土台としている.

生化学の学修は，病理，栄養，薬理学を理解するための基盤であり，生理学や発生・遺伝学とともに医学の基礎となる.

3 なぜ，リハビリテーション専門職が生化学を学ぶ必要があるのか

理学療法士・作業療法士・言語聴覚士はそれぞれの専門性に応じて対象範囲は異なるが，心身機能の変調をきたした，もしくはその恐れのある者がリハビリテーション（以下リハ）の対象となる．そこには，疾病や外傷で心身機能が低下したいわゆる患者とよばれる方々，地域や施設等で生活されている虚弱高齢者，発達・発育の遅れや学校教育で何らかの配慮や支援が必要な子ども，スポーツ活動や競技への復帰やパフォーマンスの向上，等極めて多くが含まれる.

このような状況でリハ専門職は，医療専門職として心身の機能に影響を与える分子レベルの構造と機能をよく理解し，物質の合成と分解の過程を踏まえた疾病や病態をとらえるための基盤学問を学修する必要度は高い．臨床実践の点からは，特に，①血液や尿等，生化学的に解釈できる検査所見の意味を正しくとらえ，②対象者に必要な栄養素とエネルギーについて分子レベルでの理解を深めることが求められる．また，西洋医学における治療の中心である，③薬剤についての基本的な効果とリスクを知るうえで生化学の知識は不可欠である.

これらを踏まえて，活動/参加を促すために，より適切な運動と栄養の補給を行うことが必要となる．運動はエネルギーの消費であり，食事はエネルギーの供給である．これらのバランスを考え，その量・質・タイミング・方法を考えることは，科学的基盤に基づいた理学療法，作業療法，言語聴覚療法ならびにリハを実施するうえで不可欠である.

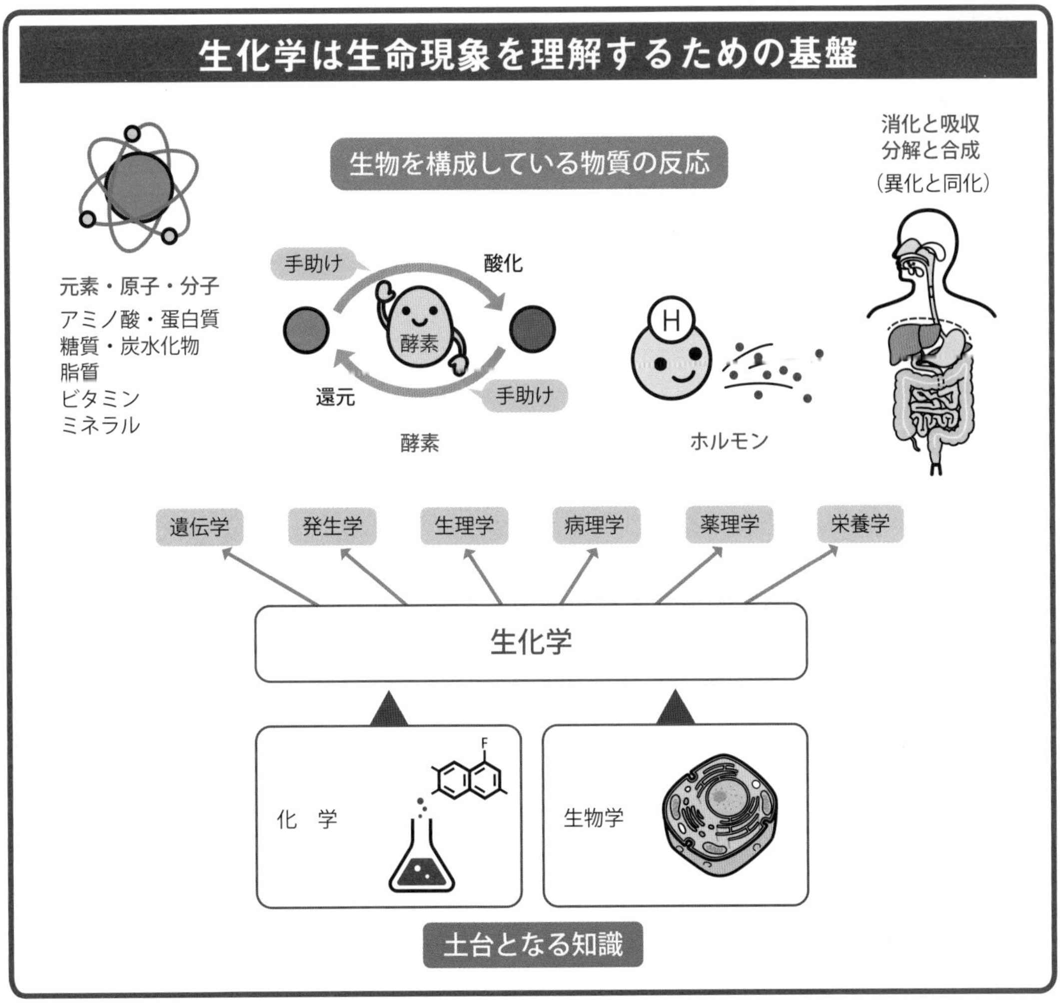

コラム　化学・生化学の重要性

チーム医療では，多職種が共通の科学的基盤と共通言語をもつことが不可欠である．

現在医療は，化学・生物学を基盤とした診断と治療が多岐にわたり，物理学的手法とあわせて有効な治療・介入が実施されている．

多くの学生は高等学校で化学を履修しているが，リハ専門職にとっては薬剤師や栄養士等と比べて化学の重要性は想像しにくいかもしれない．しかし実際には，有病者のみならず，虚弱高齢者やスポーツ愛好者に対する効果的な対応を行うために，生化学は重要な基礎学問である．

（内山　靖）

LECTURE 1－2

なぜ栄養学を学ぶのか

POINT

生命の維持や活動に必要な栄養素の消化と吸収，それによるエネルギー産生の過程について知り，運動や活動に必要な栄養素とエネルギーを理解したうえで，その適切な摂取方法を学ぶ．

1 栄養学とは

栄養学とは，食品のもつ栄養素やその働きについて研究する学問である．

食品が有する栄養素，食物が口腔から大腸までの消化管で吸収される低分子化合物に分解されるまでの物理的ならびに化学的な反応，消化管からの能動的・受動的な吸収の過程，糖質・蛋白質・脂質の代謝，食事摂取と運動との関係について理解するものである．

2 栄養学と関連の深い領域

栄養素の構造と機能を理解するためには化学的な基礎知識に加えて，物質の分解と合成に関する生化学の知識が必要となる．また，消化と吸収を広く理解するためには，人体の構造と機能を学修する解剖学と生理学が必要である．

栄養学の学修は，薬理学，臨床検査学，病態生理学，臨床医学と関連し，これらは実践的な栄養療法の理解にもつながる．

3 なぜ，リハ専門職が栄養学を学ぶ必要があるのか

リハ専門職が運動や活動に必要なエネルギー量と栄養素を正しく理解することは，身体機能の改善のみならず活動や社会参加の向上とともに健康観の改善に結びつく．

栄養素とエネルギーにかかわる消化と吸収，同化と異化にかかわる代謝について理解し，運動の強度や時間によってエネルギー代謝が異なることを踏まえて，食事，補食，健康食品・サプリメントを含んだ栄養摂取と運動の相互関係をより深く理解した治療/介入と指導が可能となる．

栄養は生命の維持に不可欠な要素で，低栄養は，褥瘡，感染症，周術期・集中治療，熱傷，虚弱，脳卒中，慢性閉塞性肺疾患，骨粗鬆症，変形性関節症等，リハの適応となる多くの病態で生命・生活の予後と密接な関係がある．また，運動や活動への指導は，過栄養による糖尿病をはじめとする非感染性疾患の栄養摂取とエネルギー消費への介入にも重要な点である．

栄養学は活動に必要なエネルギーの質・量の理解に必要

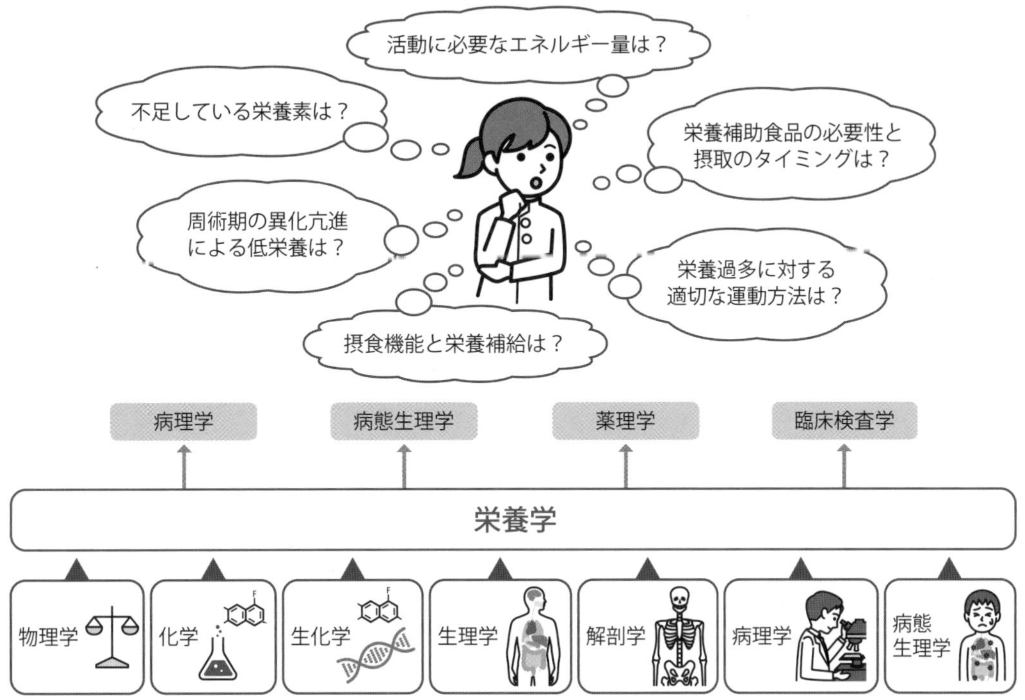

コラム 食事とリハビリテーション

食事は，日常生活の中で生体の維持に不可欠な必須アミノ酸の摂取やエネルギーの補給という生物としての視点から，家族団らんという社会学的な視点までを含む重要な営みである．

食物の中に含まれる炭水化物，脂質，蛋白質は３大栄養素とよばれ，これにビタミンとミネラルを加えた５大栄養素は生命の維持や活動に重要な役割を果たす．

リハ対象者では，心身機能の低下によって運動や活動が制限されていることが多い一方で，エネルギー摂取の基本である食事による誤嚥の危険が高い場合がある．また，低栄養であるにもかかわらず，食欲が低下している対象者等，多くの要因を考慮したうえで適切に対応する必要がある．

（内山　靖）

LECTURE 1－3

リハビリテーションに活かす生化学・栄養学

POINT

リハを効果的に行うには，病態と病期に応じた物質の反応ならびに栄養状態について，栄養素とエネルギーの双方から適切に把握したうえで生活に必要な運動と活動/参加に結びつけていく過程と方策が重要である．

1 生化学と栄養学を関連づけて学ぶ意味

化学的な原子・分子の反応から，生命の維持，疾病の回復，活動の向上に必要な栄養素とエネルギーを理解することは，薬物療法・栄養療法とともに運動療法，作業活動，摂食嚥下等，リハ専門職が１つのチームとなって取り組む重要な視点となる．

生体の化学的な物質の反応について生化学と栄養学を相互的に理解することは，科学的基盤に基づいた安全で効果的なリハを展開するうえで不可欠な要素となる．

2 リハ専門職への期待と役割

病院では多職種からなる栄養サポートチーム（nutrition support team：NST）が組織され，リハ専門職は構成員に含まれている．誤嚥の改善には，食事の姿勢，箸やスプーン等の巧緻動作，摂食嚥下機能へのアプローチ等，理学療法，作業療法，言語聴覚療法のそれぞれが関与することで高い効果が期待できる．また，血液や尿等の検査所見から生化学的な炎症，異化亢進，栄養の状態を知ることは，適切な運動や活動の実施に不可欠である．さらに，薬剤と食事・サプリメントとの相互作用，食事と運動実施時間との関係，栄養素とエネルギー代謝に関係する理解は，急性期から生活期にわたり，対象者のエネルギー摂取と消費のバランスを考慮した活動を保証する．

急性期には異化亢進状態の中で早期離床を促す必要があり，適切な筋力増強運動や電気刺激療法が行われなければならない．

回復期では活動の拡大を目標としたリハが実施されるが，回復期リハ病棟の半数近くの患者が低栄養状態であるとの報告もある．この時期には多くの場合，毎日３時間ほどのリハが行われるため，対象者の栄養状態を踏まえた運動と活動が求められる．

生活期では，適切な栄養摂取と活動とのバランス，嚥下や水分摂取への支援が重症化や再発の予防に結びつき，社会交流の場としての食事についても働きかけを行う．

地域在住の高齢者の虚弱性は，転倒や要介護状態をまねくリスクとなる．運動の強度や方法は，糖質・蛋白質・脂質のエネルギー代謝と密接に関係するので，これらを踏まえたプログラムの立案が必要となる．また，スポーツ選手へのアスレティックリハでは，栄養補助食品の摂取を含めた栄養管理と運動パフォーマンスの改善との関係を切り離すことはできない．

このように，生化学と栄養学の知識は，多くの病態と病期の対象者に安全で効果的な運動と活動を促すうえで不可欠な内容といえる．

（内山　靖）

リハビリテーションの視点で物質代謝にかかわる生化学と栄養学を理解する

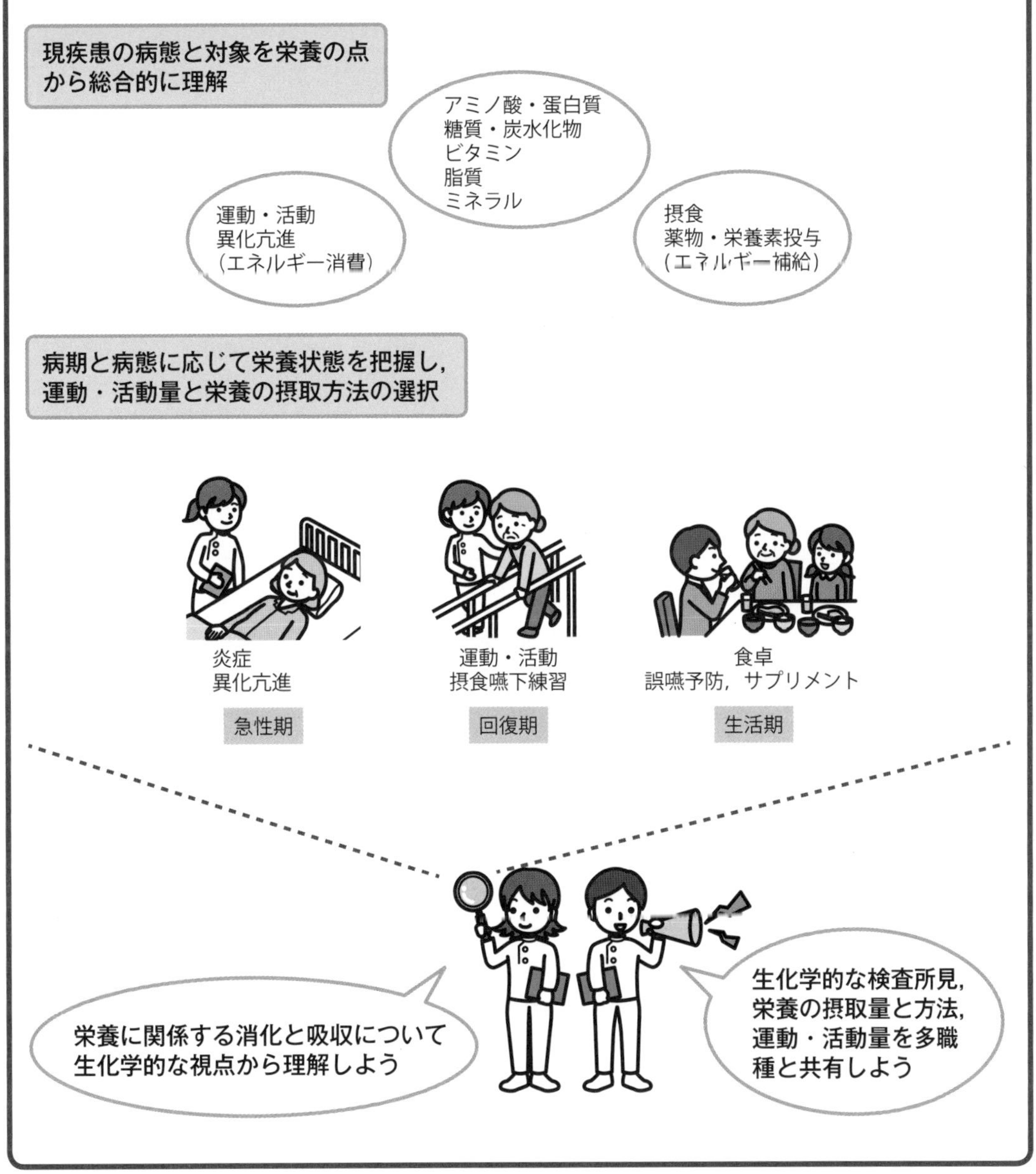

LECTURE 1-4 本書の構成と学び方

POINT

本書では，自然科学の基本学問である化学と生物学に基づく生化学ならびに栄養学を学修し，リハ専門職として，活動と参加を保証するエネルギー供給と消費についての科学的基盤に基づく理解を深めていく．

1 本書の構成

本書は，リハ専門職を目指す学生が自然科学分野の基本学問である化学と生物学を基盤とした生化学を学修し，活動・参加に必要な身体的なエネルギーを理解するための基盤としての栄養学について，それぞれの学問を独立的かつ相補的に学ぶことができる構成となっている．

リハ専門職を目指す学生が広く生化学と栄養学を学ぶ意味を第1章で示し，第2章からは生化学として，まず生化学・栄養学に必要な基礎化学（第2章），続いて蛋白質とアミノ酸（第3章），酵素・ホルモン（第4章），糖質・脂質の代謝（第5章），ビタミン（第6章）について学修する．

また，第7章からは栄養学として，消化と吸収（第7章），エネルギー代謝（8章），運動と栄養（第9章）についての基盤と基礎を学ぶ．その後，第10章からはより臨床実践的な基礎について，リハビリテーションと栄養（第10章），栄養評価（第11章），主な病態の栄養管理（第12章），静脈・経腸栄養法（第13章），栄養と摂食嚥下（第14章）について学べる構成となっている．

第15章には全体の復習のための確認問題が記載されている．これは卒業時までに修得する一つの水準ともいえるものであり，自身の学修到達度を確認してほしい．

2 学び方のヒント

生化学・栄養学を理解するためには，化学ならびに生物学的な基礎知識が求められる．

また，生化学や栄養学を学修することは，多くの病態や疾患，検査所見を深く理解し，科学的な基盤に基づく良質なチーム医療の推進につながるものである．

よき臨床家を目指すならば，教養教育と専門基礎科目を学ぶ意味を早期から明確にしておくことが，より主体的に楽しく学修していくことにつながる．

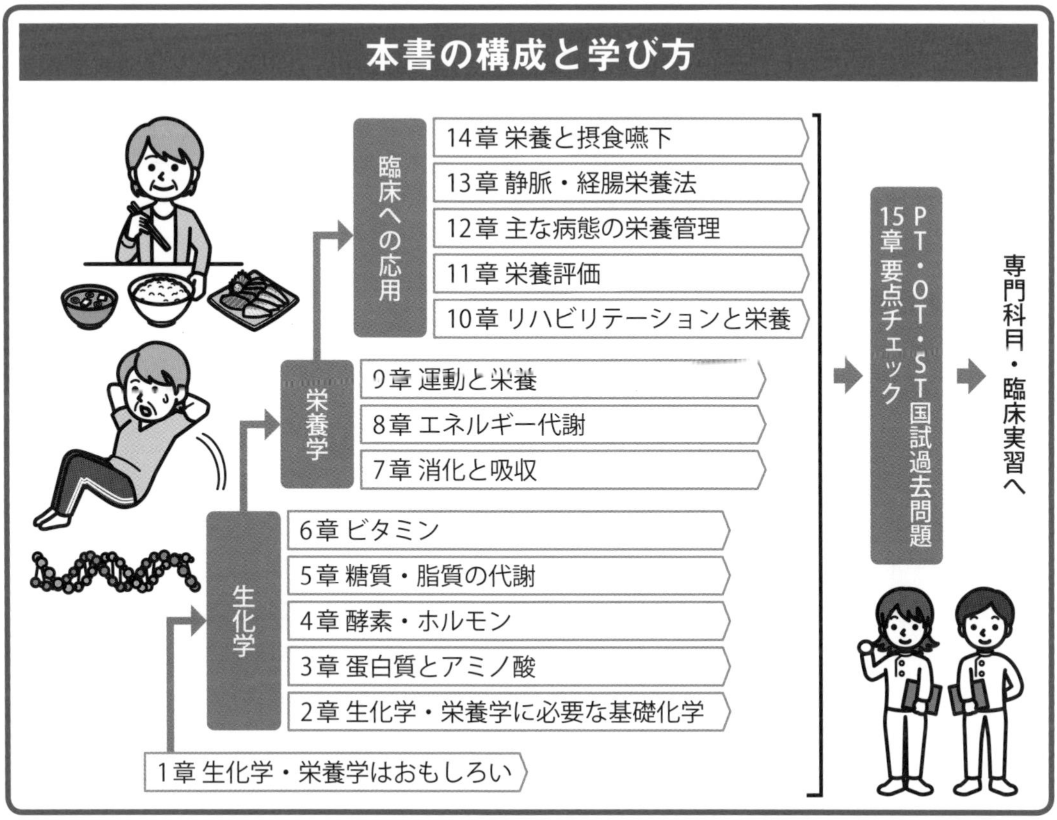

コラム 対象者の全身状態を科学的にとらえよう

理学療法士・作業療法士学校養成施設指定規則の改正によって，2020年4月から専門基礎分野において栄養，薬理，医用画像，救命救急および予防の基礎とともに，自立支援，就労支援，地域包括ケアシステムおよび多職種連携の理解を学ぶことが必修化された．これらの内容は2024年の理学療法士・作業療法士国家試験出題基準にも反映されている．

このことは，対象者の全身状態を科学的にとらえた予防・治療・社会参加を一体として促進することがリハ専門職の役割であることを明確に示しており，生化学と栄養学は重要な位置づけとなる．

（内山　靖）

LECTURE 2-1 元素・原子・分子

POINT

原子が結びついて分子となり，分子が結びついて高分子となる．生体高分子が細胞を構成し，細胞が生体を構成する．

1 元素とは何か

物質を構成している基本的な成分を**元素**という．元素は天然に90種類程度存在しており，人工的に合成された元素を含めても110種類程度であるといわれている[※1]．

たとえば，水は酸素元素と水素元素という2種類の元素から成り立ち，これらの元素を表すために元素記号(酸素元素**O**，水素元素**H**)が使われる．また水のように2種類以上の元素からなる物質を**化合物**とよぶ．

元素を原子番号に従って並べると，性質の似た元素がある一定の周期であらわれる(周期律)．これらの元素を縦の列に並べるようにして組んだ表を元素の**周期表**とよび，ロシアのメンデレーエフが最初に考えたといわれている．人体を構成する元素は，**O**，**C(炭素原子)**，**H**，**N(窒素原子)**で約96%を占めるといわれ，この4元素を除く元素の総称を**ミネラル**[※2]という．

※1 原子番号113の元素ニホニウム(Nh)は日本で発見された．

※2 『日本人の食事摂取基準(2020年版)』(厚生労働省)でミネラルは多量と微量に分類されている．

2 原子とは何か(図)

元素としての固有の性質をもつ最小の単位が**原子**である．元素の種類によって原子の大きさや質量は異なるが，原子の直径は約10^{-10}mと非常に小さく，原子の大きさをゴルフボール大とすると，ゴルフボールの大きさは地球と同じということになる．

原子の構造は負の電荷をもった粒子である**電子**と**原子核**に分かれ，原子核は正の電荷をもつ粒子である**陽子**と電荷をもたない**中性子**に分かれる．原子核は原子の中心に存在しており，そのまわりを電子が飛びまわっている．原子を構成している粒子の中で陽子の数と電子の数は同じであり，陽子の数をその原子の**原子番号**という．また陽子と中性子の数の和を**質量数**と表す．

元素の性質の違いは陽子の数が異なることによる．たとえば，水を構成する酸素元素は，陽子8個，中性子8個であるので質量数が16になる．同じ酸素元素であっても中性子が9個であれば質量数は17で表され，中性子が10個であれば質量数は18と表される．このように，同じ元素すなわち同じ陽子数でも，中性子の数が異なることにより質量数が異なる原子が存在し，これを**同位体**とよぶ．

人体を構成する元素・原子・分子

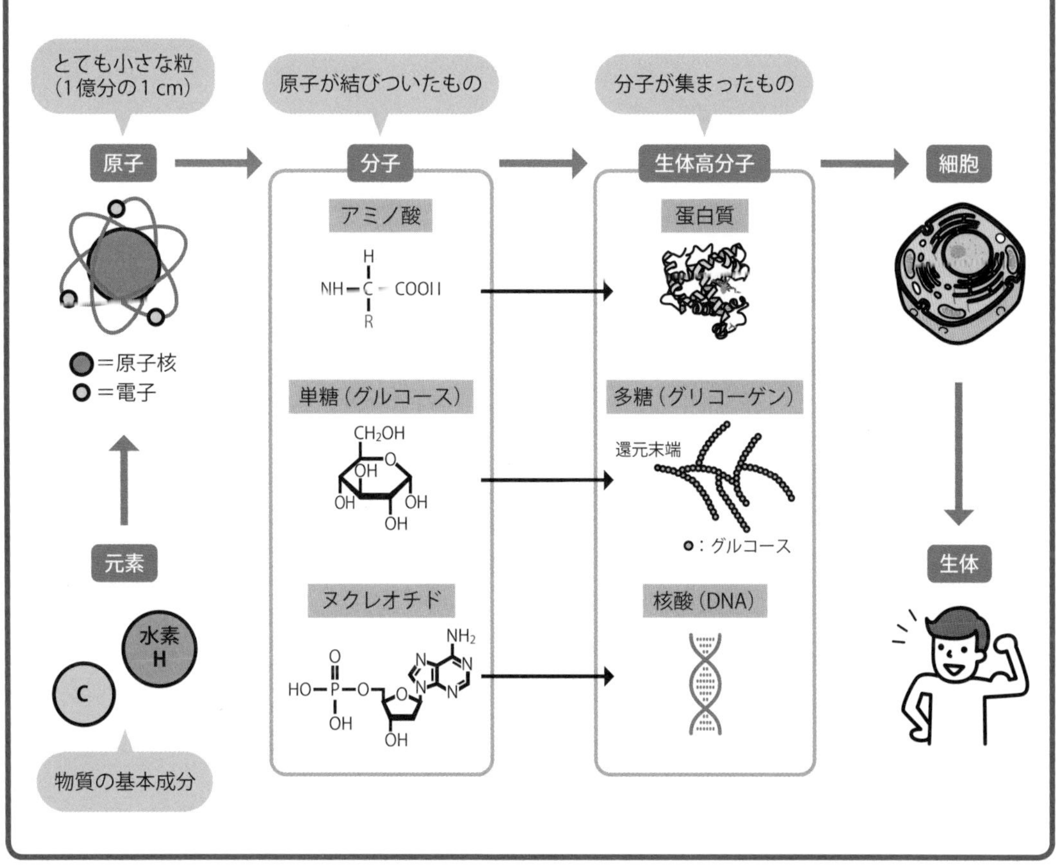

3 分子，生体高分子とは何か (図)

二酸化炭素や水のように，決まった種類の原子が決まった数だけ結びついた粒子を**分子**という．たとえば，二酸化炭素 CO_2 は炭素原子が１個，酸素原子が２個，水 H_2O は水素原子が２個，酸素原子が１個結びついた粒子でできている．分子は構成する原子の元素記号と原子の数を書いた**分子式**で表す．また分子はその構成原子の数によって単原子分子，二原子分子，三原子分子，構成原子の数が３以上の多原子分子という．

生体には，蛋白質，多糖，核酸 (DNA，RNA) 等の**生体高分子**が存在しており，高分子は基本となる分子が多数縮合することによりつくられる．蛋白質はアミノ酸が，多糖は単糖が，核酸はヌクレオチドが基本単位となり縮合したものである．

（田中　進）

LECTURE 2-2 化学結合

POINT

原子間の化学結合には，イオン結合，共有結合，配位結合，金属結合がある．分子間の化学結合には，水素結合やファンデルワールス力がある．

1 原子間の化学結合（図①～④）

原子と原子をつなぐ化学結合には，以下のようなものがある．

①**イオン結合**：固体の塩化ナトリウムは，ナトリウムイオン（Na^+）と塩化物イオン（Cl^-）が静電気力（クーロン力）で引き合って，結びついている．このときナトリウム原子は1個の価電子[※1]を放出し，塩素イオンはこれを受け取っている．このような陽イオンと陰イオンの結びつきをイオン結合という．

②**配位結合**：2原子間の一方の原子の非共有電子対を互いに共有してできる結合を配位結合という．たとえば，アンモニア分子NH_3のN原子に水素イオンH^+が結合するとアンモニウムイオンNH_4^+になる．このとき新しくN-H間で結合に使われた電子対は，アンモニア分子のN原子の非共有電子対であり，この共有結合を配位結合という．

③**共有結合**：水素分子H_2ができるとき，2個の水素原子Hは，それぞれ1個の価電子を出し合い，対をつくってそれらを共有している．このとき，どちらの水素原子もヘリウム原子Heと同じ安定的な電子配置をとり，安定な水素分子ができる．このように，2個の原子が価電子を出し合い，互いに電子を共有してつくられる結合を共有結合という．また，共有結合に用いられる対になった電子を共有電子対という．共有結合をもつ分子として水素H_2，酸素O_2，窒素N_2，アンモニアNH_3，水H_2O，二酸化炭素CO_2等がある．

④**金属結合**：元素の約80％は金属元素であり，金属原子[※2]は価電子を放出しやすい性質をもつ．その結果，金属原子は陽イオンとなって規則正しく集合し，価電子は金属全体を自由に移動できるようになる．このような価電子を自由電子といい，自由電子による金属原子間の結合を金属結合とよぶ．

※1　原子の電子殻の最外殻に存在する1～7個の電子を価電子とよぶ．

※2　金属は自由電子をもっているため，電気伝導性や熱伝導性をもつ．

2 分子間の化学結合（図⑤，⑥）

分子と分子をつなぐ化学結合には以下のようなものがあり，原子間の結合と比較してその結合力は弱い．

⑤**水素結合**：水分子H_2O中の水素原子Hと酸素原子Oは共有結合で結合している．酸素原子は電気陰性度[※3]が水素原子よりも大きく共有電子対を強く引きつけるために，酸素原子は負に帯電し，水素原子は正に帯電する．この結果，隣接する水分子の間で酸素原子と水素原子に静電的な引力が働き，弱い結合が生じる．このように水素原子を介した分子と分子の結合を水素結合という．また水分子のように共有結合している原子間に電荷の偏りがあるとき，「結合に極性がある」とい

原子間，分子間の化学結合

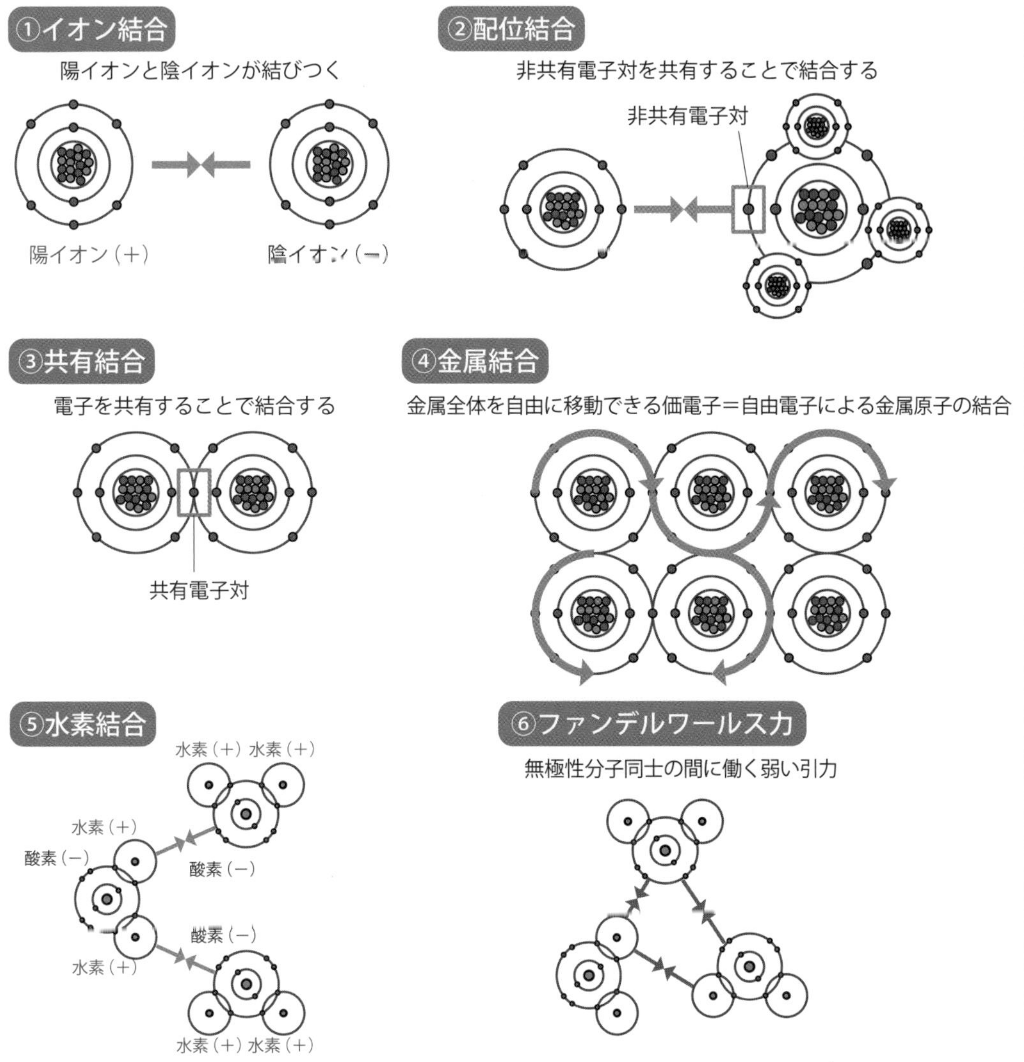

い，極性をもつ分子を極性分子とよぶ．

生体分子は水素結合により立体構造を保つものが多く，たとえば遺伝子の本体であるDNAの二重らせんは，アデニン-チミン，グアニン-シトシンの塩基同士で水素結合による相補的塩基対を形成している．

⑥**ファンデルワールス力**：極性をもたない無極性分子同士の間にも弱い引力が働いており，この力をファンデルワールス力という．

※3　原子が共有電子対を引きつける強さの程度を数値で表したもの．

（田中　進）

LECTURE 2-3 酸化と還元

POINT

生体内では数多くの酸化・還元反応が起きている．生命活動を維持するうえで非常に重要な化学反応である酸化・還元反応を学ぶ．

1 酸化と還元の定義（図）

一般的に，化学反応において酸化・還元反応はそれぞれ独立して起こるのではなく，同時に起こるのが大きな特徴である．酸化・還元反応の定義は次の３つである．

①**酸素の授受**：「物質が酸素と化合する」ことを**酸化**，「物質から酸素が離脱する」ことを**還元**という．たとえば，都市ガスの主要な成分であるメタンCH_4が燃焼するときの化学反応は，

$CH_4 + 2O_2 \rightarrow CO_2 + 2H_2O$

のように表され，「CH_4は酸素と化合して酸化された」という．

また銅Cuを空気中で燃焼すると空気中の酸素O_2と反応して黒色（黒さび）の酸化銅（Ⅱ）CuOになる（**図**）．CuOを水素H_2ガス中に通すと再び金属光沢のあるCuが得られるが，前者を酸化，後者を還元という．

$2Cu + O_2 \rightarrow 2CuO$……★　$CuO + H_2 \rightarrow Cu + H_2O$

このように，「燃えること」と「錆びること」を酸化反応という．

②**水素の授受**：「物質が水素を失う」ことを**酸化**，「物質が水素と化合する」ことを**還元**という．硫化水素H_2Sと酸素O_2が反応して硫黄Sができるとき，H_2Sは水素を失い，O_2は水素と化合する．この反応において，「H_2Sは酸化された」といい，「O_2は還元された」という．

$2H_2S + O_2 \rightarrow 2S + 2H_2O$

③**電子の授受**：「物質が電子を失う」ことを**酸化**，「物質が電子を得る」ことを**還元**という．★の化学反応式において，それぞれの原子の電子の授受で考えてみると，銅原子は電子を失ってCu^{2+}になり，酸素原子Oは Cuが失った電子を受け取ってO^{2-}になる．

$2Cu \rightarrow 2Cu^{2+} + 4e^-$　$O_2 + 4e^- \rightarrow 2O^{2-}$

この反応において「Cuはe^-を失い酸化された」といい，「O_2はe^-を受け取り還元された」という．

2 酸化数

原子やイオンの酸化の程度を表す数値を**酸化数**という．反応の前後で酸化数が増加している原子は酸化されたといい，酸化数が減少している原子は還元されたという．

3 酸化剤・還元剤

酸化・還元反応において，相手の物質を酸化させる物質を**酸化剤**，相手の物質を還元させる物質を**還元剤**という．酸化・還元反応は同時に起きているので，酸化剤自体は還元され，還元剤自体は酸化される．

酸化と還元

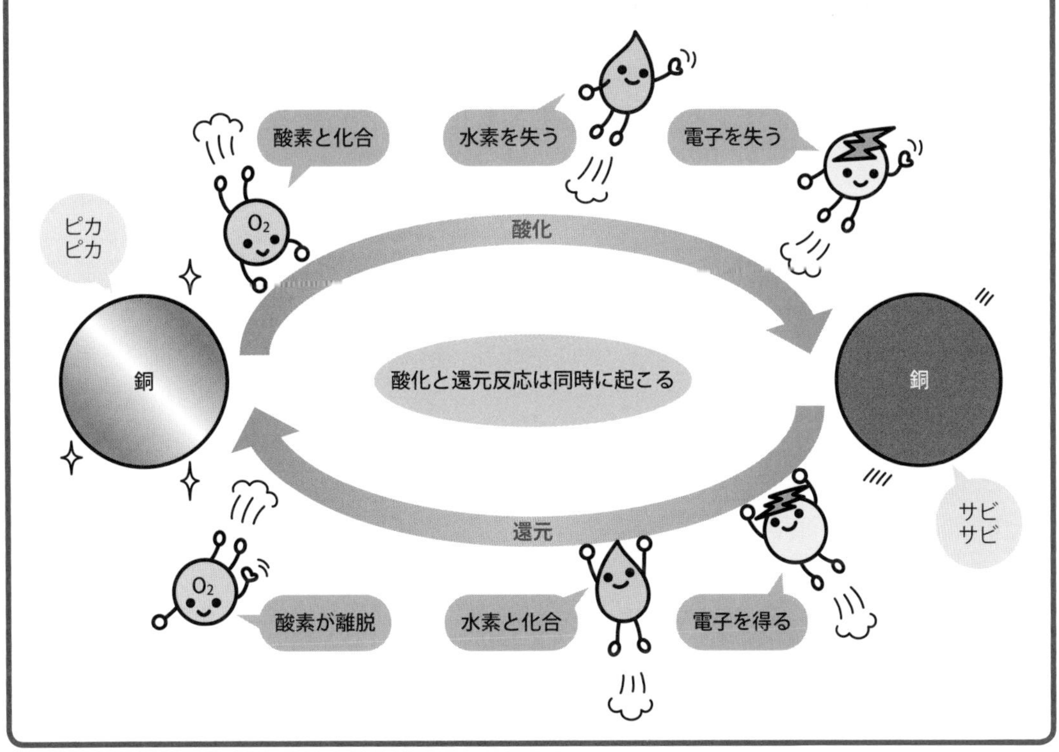

4 生体内の酸化と還元

生体内では生命活動を維持するために，数多くの**酸化・還元**反応が起きている．たとえば，栄養素（アミノ酸・蛋白質，糖質，脂質）から得た水素原子Hはニコチンアミドアデニンジヌクレオチド（NAD^+）やフラビンアデニンジヌクレオチド（FAD）[※1]が受け取り，ミトコンドリア内膜の電子伝達系におけるATP（アデノシン三リン酸）生成に利用される[※2].

$NAD^+ + 2H \rightarrow NADH + H^+$　$FAD + 2H \rightarrow FADH_2$

また生体内の酸化反応や紫外線，放射線等で発生するフリーラジカル[※3]は，**疾病**や**老化**の原因となる．現在，多くの還元剤（抗酸化剤）が医薬品や健康食品として開発されており，ビタミンC，ビタミンE，グルタチオン等が抗酸化剤として知られている．

※1　NAD^+はナイアシン由来の補酵素であり，FADはビタミンB_2由来の補酵素である．
※2　最終的に酸素分子が電子を受け取り，発生するエネルギーを利用する．
※3　不対電子をもち反応性が高く，不安定な原子や分子をいう．

（田中　進）

LECTURE 2-4

同化と異化

PT・OT 国試出題

POINT

生物は生命維持のために栄養素から化学反応によって必要な物質をつくる．生体内の化学反応を代謝とよび，同化と異化に分けられる．

1 代謝と同化・異化（図①）

生体内では蛋白質や糖質，脂質等の分子が絶えず合成と分解を繰り返しており，非常に多くの化学反応が進行している．このような生体内で起こる化学反応を**代謝**とよぶ．

代謝は同化と異化に分けることができ，合成を**同化**，分解を**異化**という．たとえば，光合成は低分子の二酸化炭素，水，エネルギーを使って高分子のデンプンをつくるが，この代謝を同化とよぶ．また呼吸では，高分子であるグルコースを分解して二酸化炭素と水を得るが，この代謝を異化とよび，この際にエネルギー（**ATP：アデノシン三リン酸**）がつくられる．一般に同化ではエネルギーを吸収して反応が進行し，異化ではエネルギーを放出して反応が進む．

2 栄養素とエネルギー

一般に代謝におけるエネルギーのやりとりは主にATPを仲立ちとして行われている．三大栄養素である糖質，脂質，蛋白質は異化により完全酸化されると，それぞれ4kcal/g，9kcal/g，4kcal/gのエネルギーを産生するが，このエネルギーを利用して生物はATPを獲得する．細胞小器官のひとつであるミトコンドリアの内膜には電子伝達系があり，栄養素を酸化してATPを獲得する（酸化的リン酸化）．

3 ATPの働き（図②）

ATPは，生体内の代表的な高エネルギー分子である．塩基であるアデニン，五炭糖であるリボースおよび3つのリン酸からなる化合物で，3つのリン酸の間に2か所の高エネルギーリン酸結合[※1]をもつ．

ATPが利用される際にはエネルギーとリン酸1分子が放出され，ADP（アデノシン二リン酸）になり，さらにリン酸1分子が放出されるとエネルギーが放出され，AMP（アデノシン一リン酸）になる．生体にとって必要な分子（アミノ酸，蛋白質，ヌクレオチド等）をつくる際，このエネルギーが利用される．またATPのエネルギーは，同化による生合成，心筋や骨格筋等の筋肉収縮作用等の機械的仕事や生体膜の能動輸送[※2]にも利用される．

※1　加水分解により通常の数倍大きなエネルギーが遊離するリン酸結合．
※2　物質の濃度勾配に逆らった膜輸送でATPのエネルギーを利用する．

（田中　進）

同化と異化

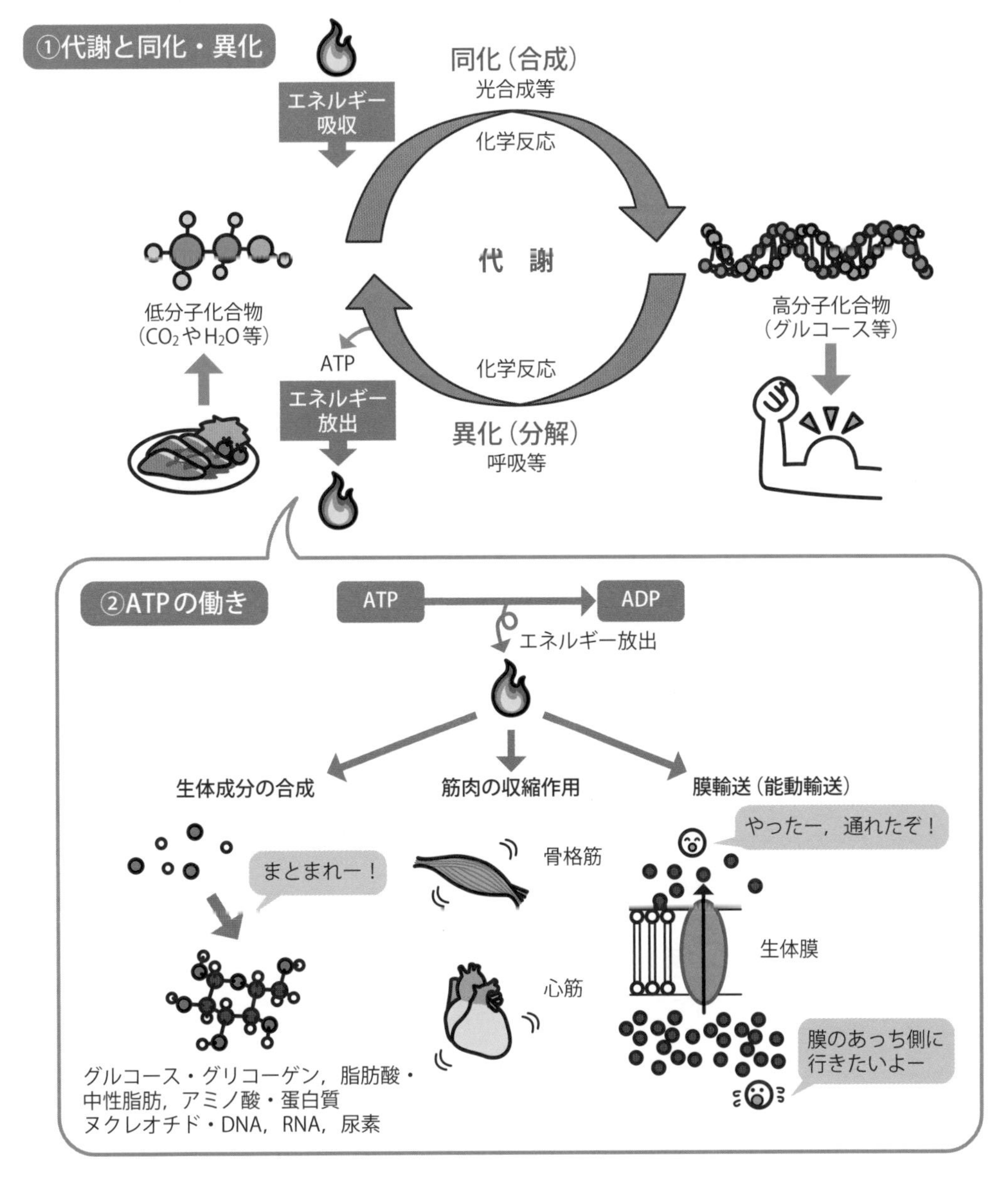
①代謝と同化・異化
エネルギー吸収
同化（合成）
光合成等
化学反応
代　謝
低分子化合物
（CO_2やH_2O等）
高分子化合物
（グルコース等）
ATP
化学反応
エネルギー放出
異化（分解）
呼吸等
②ATPの働き
ATP
ADP
エネルギー放出
生体成分の合成
筋肉の収縮作用
膜輸送（能動輸送）
まとまれー！
骨格筋
心筋
やったー，通れたぞ！
生体膜
膜のあっち側に行きたいよー
グルコース・グリコーゲン，脂肪酸・中性脂肪，アミノ酸・蛋白質
ヌクレオチド・DNA，RNA，尿素

LECTURE 3-1 蛋白質の分類

POINT

蛋白質は，構造・組成・形状・溶解性・電気的性質によって分類される．

1 蛋白質の構造による分類（図）

蛋白質の物理的な構造は一次構造，二次構造，三次構造，四次構造で表現される．蛋白質の一次構造とは，その蛋白質を構成している構成成分（アミノ酸）の配列順序で表現したものである．すなわち一次構造は各蛋白質の遺伝情報によって決定される．二次構造とは，蛋白質分子中の**α-ヘリックス**（らせん構造）と**β-シート**（平面構造）で表現したものである．また，蛋白質分子中にある2分子のSH基（チオール基）は，酸化されて互いに**SS結合（ジスルフィド結合）**を形成する．三次構造とは，1本の蛋白質分子が一次構造と二次構造に従って折りたたまれて球状や繊維状の立体構造を形成することをいう．また蛋白質には複数の蛋白質分子が集合して大きな分子を形成することにより一定の機能を表す場合がある．このような蛋白質の分子構造を四次構造（**サブユニット構造**）という．蛋白質のサブユニット構造にはATP合成酵素のような二量体（ダイマー構造）や乳酸脱水素酵素のような四量体（テトラマー構造）があり，互いの蛋白質分子を結びつける力には水素結合，疎水結合，ファンデルワールス力，ジスルフィド結合等が関与している．

2 蛋白質の組成・形状・溶解性による分類（表）

蛋白質を組成の違いから分類すると，蛋白質成分のみからなる**単純蛋白質**と蛋白質以外に糖質，脂質，金属等の成分が結合した**複合蛋白質**に分類される．

蛋白質を形状等の物理的性質から分類すると**球状蛋白質**と**線維状蛋白質**に分類される．また，水溶液への溶解性から**可溶性蛋白質**と**不溶性蛋白質**に分類される．

3 蛋白質の電気的性質による分類（表）

蛋白質分子表面の荷電状態から**酸性蛋白質**，**中性蛋白質**，**塩基性蛋白質**の3種類に分類される．溶液中の蛋白質は陽性と陰性の両方の電荷を帯びているが，溶液が酸性に偏れば陽性の電荷が増え，アルカリ性になれば陰性の電荷が増える．この変化の中で陽性の電荷量と陰性の電荷量が等しくなるpHを**等電点**（isoelectric point：pI）とよぶ．

（紺谷靖英）

蛋白質の構造による分類

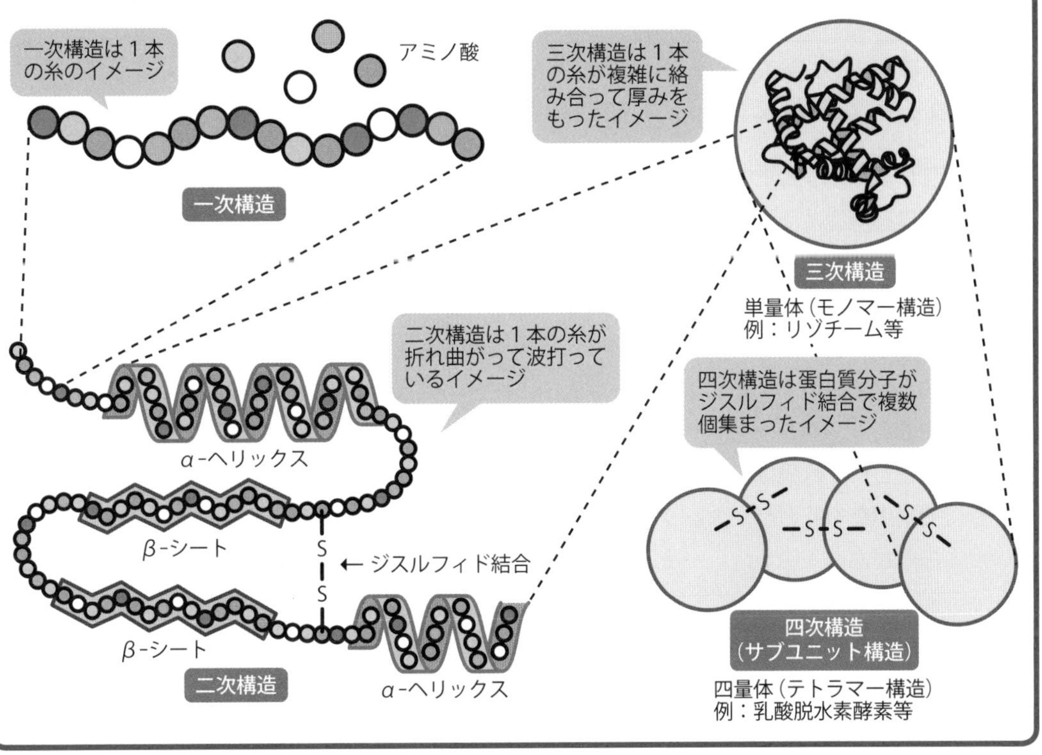

蛋白質のさまざまな分類

分類方法	蛋白質の種類	蛋白質の例
組　成	単純蛋白質	ケラチン，コラーゲン，ペプシン
	複合蛋白質 ─ 糖蛋白質	カドヘリン，ムチン，黄体形成ホルモン
	├ リポ蛋白質	カイロミクロン
	└ 金属蛋白質	ヘム（Fe），シトクロムcオキシダーゼ（Fe），アルコール脱水素酵素（Zn）
形　状	球状蛋白質	多くの酵素，ヘモグロビン
	線維状蛋白質	ケラチン，コラーゲン，エラスチン
溶解性	可溶性蛋白質	アルブミン，グロブリン（塩類水溶液に可溶）
	不溶性蛋白質	ケラチン，コラーゲン
電気的性質	酸性蛋白質	ペプシン（等電点＝1以下），プレアルブミン（等電点＝4.5）
	中性蛋白質	ヘモグロビン（等電点=7.1），免疫グロブリン（等電点＝6.2～7.2）
	塩基性蛋白質	ヒストン（等電点＝10.6），プロタミン（等電点＝10～12）

LECTURE 3 - 2

蛋白質の機能

POINT

蛋白質は身体をつくる役割を果たすとともに，その生物固有の生命現象に利用される．蛋白質には，その機能によって6つの種類がある．

蛋白質には**表**に示すとおり6つの種類があり，身体をつくる，生命現象を支える，物質の運搬および恒常性維持を支える，という機能に分類できる．

1 身体をつくり運動を支える蛋白質

構造蛋白質は生体構造をつくる蛋白質で，骨や皮膚あるいは結合組織に含まれるコラーゲン，コラーゲンの支持蛋白質であるエラスチン，毛や爪に含まれるケラチン等がある．

収縮蛋白質の主な機能は筋肉の収縮や細胞の運動等に関与する．特に筋肉は筋線維（筋細胞）の集まりで，さらに筋線維は筋原線維で構成されている．この筋原線維はフィラメントとよばれる微細な線維で構成されており，太いフィラメントの主成分はミオシン，細いフィラメントはアクチンという蛋白質が占めている．

2 生命現象を支える蛋白質

酵素蛋白質は生体内の物質代謝すなわち化学反応の生体触媒として機能する．触媒とは「特定の化学反応の反応速度を高める物質」であり，触媒自身は反応前後で変化しない．特に生体内で働く触媒を酵素とよび，乳酸脱水素酵素（LDH），アラニンアミノ基転移酵素（ALT），アスパラギン酸アミノ基転移酵素（AST）等がある．ここに示した酵素は心疾患や肝疾患等の診断で臨床検査（血液生化学検査）に用いられる．

免疫機能に関与する蛋白質として**防御蛋白質**がある．防御蛋白質には抗体としての免疫グロブリンや補体，血液凝固に必要なフィブリン，ウイルス感染防御に働くインターフェロン等がある．

3 物質を運搬する蛋白質および恒常性維持を支える蛋白質

輸送蛋白質は生体内物質輸送を担う蛋白質である．酸素を運ぶ赤血球中のヘモグロビン，鉄イオンの輸送体であるトランスフェリン，脂質（中性脂肪やコレステロール）の輸送体であるカイロミクロン等がある．

調節蛋白質は生体内の物質代謝速度をコントロールして恒常性を維持する蛋白質である．特定の内分泌組織で合成分泌されるペプチドホルモン（インスリンやグルカゴン等）や広範囲な細胞に存在するカルシウム結合蛋白質のカルモジュリンがある．また，遺伝子DNAの発現調節に関与する蛋白質として転写因子の存在が知られている．

蛋白質の機能

蛋白質の種類	主な機能	蛋白質の例
構造蛋白質	生体構造	コラーゲン，エラスチン，ケラチン
収縮蛋白質	筋肉の収縮，細胞運動	アクチン，ミオシン
酵素蛋白質	生体内触媒	乳酸脱水素酵素，アラニンアミノ基転移酵素，アスパラギン酸アミノ基転移酵素
防御蛋白質	免疫，防御反応	免疫グロブリン，補体，フィブリン，インターフェロン
輸送蛋白質	生体内物質輸送	カイロミクロン
調節蛋白質	代謝調節，遺伝子発現調節	ペプチドホルモン，カルモジュリン，転写因子

人体の分子組成

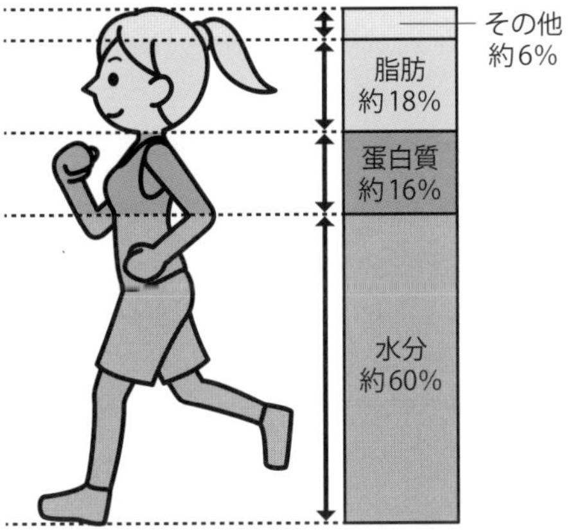

- ヒトの体は水分を除くとほとんどが蛋白質と脂質からできている．
- 糖質は意外にも少なく約1%である．また無機質は約5%である．
- 左のグラフでは，糖質と無機質はその他としてまとめた．

(紺谷靖英)

LECTURE 3-3 アミノ酸の分類

POINT

蛋白質を構成する20種類のアミノ酸には，それぞれ固有の性質がある．

1 アミノ酸は両性物質である

アミノ酸は蛋白質やペプチドホルモンの重要な構成要素であり，その分子構造内に**アミノ基**($-NH_2$)と**カルボキシ基**(-COOH)の両方の官能基をもつ両性物質である．自然界には約500種類のアミノ酸が発見されているが，生体内の蛋白質を構成するアミノ酸は20種類である．アミノ酸の一般式はRCH(NH_2)COOH(Rはアミノ酸の側鎖でありアミノ酸によって異なる)で表すことができ，アミノ基とカルボキシ基が結合した炭素原子をα炭素とよぶ．α炭素は**不斉《ふせい》炭素**(異なる4つの原子または置換基に共有結合している炭素のこと)なので，アミノ酸にはD体とL体の光学異性体が存在することになる(グリシンは除く)．蛋白質を構成するアミノ酸はすべてL体である．

2 水溶液中のアミノ酸の性質による分類(表)

水溶液中のアミノ酸は側鎖の性質によって分類される．**中性アミノ酸**はアミノ基とカルボキシ基が1つずつ存在することから中性となる．中性アミノ酸のアスパラギンとグルタミンにはアミノ基が2つあるようにみえるが，$CONH_2$はアミドとよばれ，塩基性ではない．また，トリプトファンのインドール環も塩基性ではない．**酸性アミノ酸**はアミノ基が1つなのに対してカルボキシ基が2つ存在することから酸性を示す．一方，**塩基性アミノ酸**はカルボキシ基が1つだがアミノ基が複数存在し，塩基性の性質が強くなる．ヒスチジンのイミダゾール環は，水素を受け取ることができるので塩基性を示す．

3 アミノ酸のその他の性質による分類

蛋白質を構成するアミノ酸には生合成が可能なアミノ酸と不可能(合成されたとしても必要量に満たない場合も含む)なアミノ酸がある．ヒトの場合，生合成できないアミノ酸は9種類あり，これを**必須アミノ酸**とよぶ．それ以外は**非必須アミノ酸**である．

分岐鎖アミノ酸は側鎖の分子構造中に分岐構造がみられ，バリン，ロイシン，イソロイシンが該当する．分岐鎖アミノ酸は主に神経細胞や筋細胞中で代謝される．

含硫アミノ酸はその分子構造内に硫黄(S)を有し，システインとメチオニンがある．システインの硫黄SはSH基(チオール基)の形で存在し，別のシステインのSH基とジスルフィド結合を形成して蛋白質の高次構造の形成に関与している．

芳香族アミノ酸はその分子構造中にベンゼン環を有し，フェニルアラニンとチロシンがある．

異環アミノ酸はベンゼン環以外の環状構造をもったアミノ酸のことで，トリプトファン，ヒスチジン，プロリンがある．プロリンはアミノ酸の条件であるアミノ基とカルボキシ基をもつという条件に該当しない．しかしアミノ基に代わってイミノ基(NH)が存在し(正確にはイミノ酸)，H^+を受け取ることができるので両性物質である．

(紺谷靖英)

アミノ酸の分類

20種類

分　類	アミノ酸の名称	水溶液中の構造 側鎖（R）	 共通構造	その他の分類
中性アミノ酸	グリシン	H	NH_3^+ $CH-COO^-$	
	アラニン	CH_3	NH_3^+ $CH-COO^-$	
	バリン	分岐鎖→ $(CH_3)_2CH$	NH_3^+ $CH-COO^-$	分岐鎖アミノ酸，必須アミノ酸，疎水性アミノ酸
	ロイシン	分岐鎖→ $(CH_3)_2CH-CH_2$	NH_3^+ $CH-COO^-$	分岐鎖アミノ酸，必須アミノ酸，疎水性アミノ酸
	イソロイシン	分岐鎖→ CH_3 CH_3-CH_2-CH	NH_3^+ $CH-COO^-$	分岐鎖アミノ酸，必須アミノ酸，疎水性アミノ酸
	トリプトファン	インドール環→ 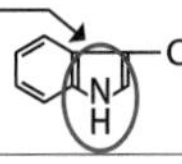 CH_2	NH_3^+ $CH-COO^-$	異環アミノ酸，必須アミノ酸，疎水性アミノ酸，インドール環は塩基性ではない
	フェニルアラニン	ベンゼン環→ 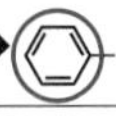 CH_2	NH_3^+ $CH-COO^-$	芳香族アミノ酸，必須アミノ酸，疎水性アミノ酸
	チロシン	HO 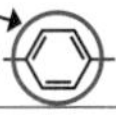 CH_2	NH_3^+ $CH-COO^-$	芳香族アミノ酸
	セリン	$OH-CH_2$	NH_3^+ $CH-COO^-$	
	スレオニン	OH CH_3-CH	NH_3^+ $CH-COO^-$	必須アミノ酸
	システイン	チオール基→ $HS-CH_2$	NH_3^+ $CH-COO^-$	含硫アミノ酸
	メチオニン	$CH_3-S-CH_2-CH_2$	NH_3^+ $CH-COO^-$	含硫アミノ酸，必須アミノ酸，疎水性アミノ酸
	プロリン	イミノ基→ 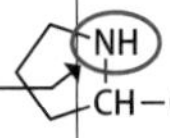	NH $CH-COO^-$	異環アミノ酸，イミノ基（NH）をもつイミノ酸，水素を受け取ることができる
	アスパラギン	アミド→ $H_2N-CO-CH_2$	NH_3^+ $CH-COO^-$	$CONH_2$ はアミドであって塩基性ではない
	グルタミン	$H_2N-CO-CH_2-CH_2$	NH_3^+ $CH-COO^-$	$CONH_2$ はアミドであって塩基性ではない
酸性アミノ酸	アスパラギン酸	$^-OOC-CH_2$	NH_3^+ $CH-COO^-$	
	グルタミン酸	$^-OOC-CH_2-CH_2$	NH_3^+ $CH-COO^-$	
塩基性アミノ酸	アルギニン	NH ←イミノ基 $^+H_3N-C-NH-CH_2-CH_2-CH_2$	NH_3^+ $CH-COO^-$	イミノ基（NH）で水素を受け取ることができる
	リジン	$^+H_3N-CH_2-CH_2-CH_2-CH_2$	NH_3^+ $CH-COO^-$	必須アミノ酸
	ヒスチジン	イミダゾール環→ 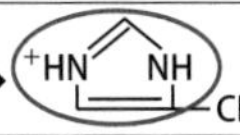 CH_2	NH_3^+ $CH-COO^-$	異環アミノ酸，必須アミノ酸，イミダゾール環は水素を受容できる

LECTURE 3 - 4

アミノ酸の機能

POINT

アミノ酸は，アミノ酸プールを介して蛋白質をつくるだけではなく，エネルギー産生や生理活性物質合成の材料として利用される．

1 アミノ酸プールとは (図)

生体内には食物由来の蛋白質が消化吸収されたアミノ酸，さらに体蛋白質が分解されて生じるアミノ酸が混在している．このような状態を**アミノ酸プール**という．生体内ではこのアミノ酸プールを介してさまざまなアミノ酸の機能が発揮される．

2 エネルギーも産生するアミノ酸

アミノ酸は蛋白質を構成する以外にも大切な役割を担っている．アラニン等のアミノ酸は，脱アミノ基後の炭素骨格がグルコースを新たに合成する**糖新生**に利用される．このようなアミノ酸を**糖原性アミノ酸**とよぶ．一方，ロイシンやリジン等のアミノ酸は脱アミノ基後の炭素骨格から脂肪酸やケトン体が生成されるので**ケト原性アミノ酸**とよぶ．このように，アミノ酸の炭素骨格部分はエネルギー代謝系に取り込まれてエネルギーを産生することができる．

3 アミノ酸から合成される生理活性物質

アミノ酸にはエネルギー産生以外の機能も知られている．免疫反応やアレルギー反応の介在物質として働くヒスタミン (**アミン**物質のひとつ) はアミノ酸のヒスチジンから脱炭酸反応を経て生合成される．また，フェニルアラニンやチロシンからは神経伝達物質として働く**カテコールアミン**のドパミン，ノルアドレナリン，アドレナリンが順次生合成される．核酸 (DNA や RNA) は生体内で遺伝物質として重要な役割を担っているが，栄養素には含まれない．この理由は核酸塩基 (ピリミジン塩基やプリン塩基) がアミノ酸であるアスパラギン酸，グリシン，グルタミンから生合成できるからである．また，食物中に含まれるグルタミン酸は舌の味蕾にある感覚細胞に発現する受容体によって旨味として感知される (**表**)．

4 非蛋白質性アミノ酸の機能

蛋白質を構成する20種類のアミノ酸以外にも多くの生理的な機能が知られている．β-アラニン (α-アラニンの構造異性体) はヒスチジンと結合してジペプチド (2分子のアミノ酸) であるカルノシンを形成する．カルノシンは筋肉中に多く存在し，必須アミノ酸であるヒスチジンの貯蔵型であると考えられている．γ-アミノ酪酸 (GABA《ギャバ》) はグルタミン酸から生合成され，神経シナプスにおいて抑制性の神経伝達物質として作用する．アミノ酸の脱アミノ基反応によって生じたアンモニアは生体にとって細胞毒性が強いので，肝臓の**尿素回路**でアミノ酸であるシトルリンとオルニチンを経て無毒な尿素に転換して腎臓から排泄する．

(紺谷靖英)

アミノ酸の働き

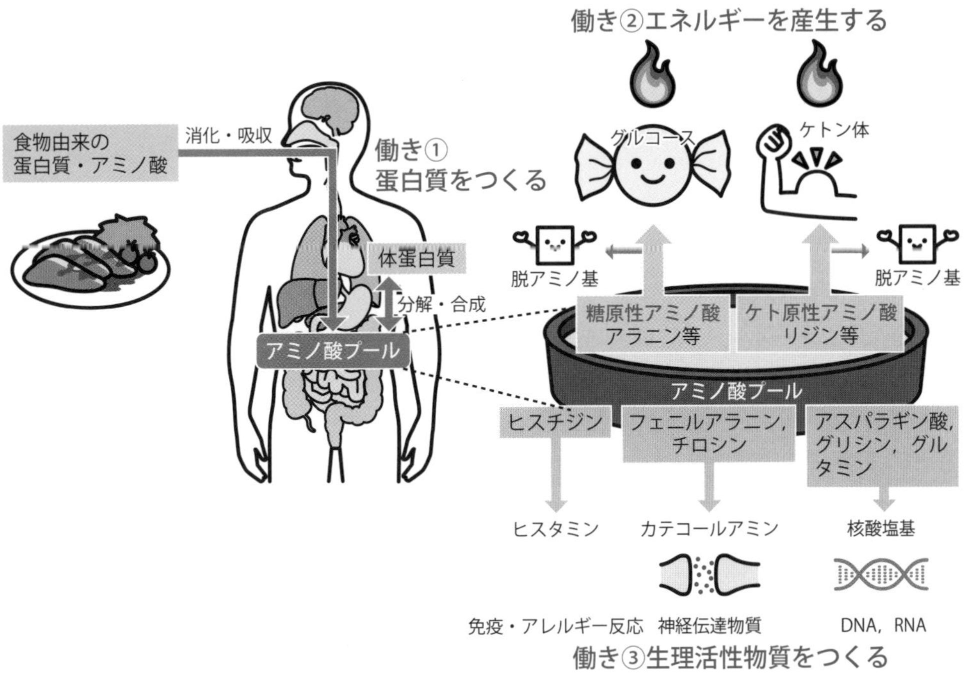

アミノ酸の味

甘　味	グリシン，アラニン，スレオニン，セリン，グルタミン，プロリン，アスパラギン
苦　味	バリン，ロイシン，イソロイシン，アルギニン，リジン，トリプトファン，フェニルアラニン，システイン，メチオニン，ヒスチジン，チロシン
旨味と酸味	アスパラギン酸，グルタミン酸

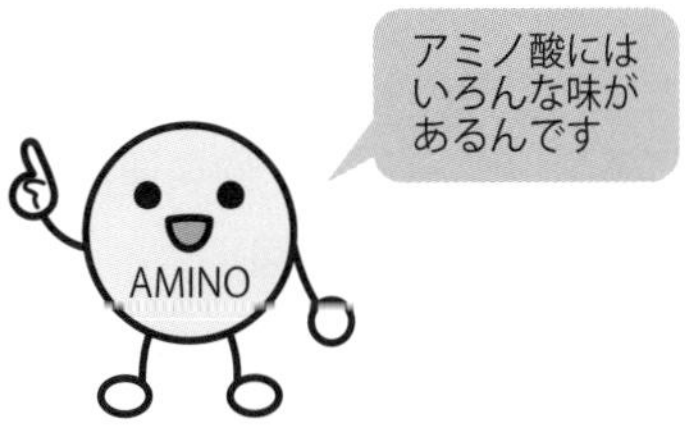

コラム　運動前後のアミノ酸の摂取の効果と摂取時の注意点

蛋白質を構成する20種類のアミノ酸の中にバリン・ロイシン・イソロイシンがあり，これら3つのアミノ酸は分岐鎖アミノ酸（Branched Chain Amino Acid 略してBCAA）とよばれる（☞**LECTURE 3-3**）．このBCAAは筋肉の材料となる蛋白質の合成を促進し，分解を抑制する働きがある．BCAAを多く含む食品として，マグロの赤身，鯵《あじ》，鶏むね肉，牛乳等がある．健常人が運動前に十分なBCAAを摂取する効果として，運動によって受ける筋肉のダメージ（運動によって枯渇した糖質のエネルギーを補うために筋肉蛋白質が分解される）が軽減される．また，運動後のBCAA摂取は筋肉蛋白質の修復を促進させる働きが期待できる．一方で，傷病者のリハビリテーションや高齢者のフレイル（加齢によって体が弱った状態）予防でも同じ効果が期待されるが，蛋白質の過剰摂取は腎機能に負担を与えるため，腎機能低下がある場合は蛋白質の摂取量に注意を要する．

LECTURE 4-1

酵素の分類

POINT

酵素には，生体触媒（さまざまな反応を手助けする）の役割がある．酵素はその触媒する反応の種類によって，6群に分類される．

1 酵素の働きとは

私たちの生体内では，絶えず化学反応が進行している．たとえば，食事に含まれている栄養素（たとえばデンプン）は高分子化合物であるが，消化酵素により化学結合を切断されて低分子化合物（たとえばグルコース）として体内に吸収される．

この他にも生命活動は，合成や分解等の数多くの化学反応が組み合わさることで成り立っている．これらの反応を化学工場で行うとしたら，温度，圧力ともに激しい条件が必要とされる．しかし，ヒトの体は37℃に保たれており，すべての反応は穏やかな条件で行われている．

この穏やかな条件の下で反応が行われるのに重要な役割を果たしているのが酵素である．酵素は，**生体触媒**として体内で行われている膨大な反応の手助けをしている．

2 酵素の命名と分類法

現在までに4,000種類以上の酵素が知られている．生体に存在する多種多様な**酵素**は，アミラーゼやペプシン等のように，当初はそれぞれの観点から命名されてきた．酵素の名前は通常，その酵素の触媒する反応名または基質名の語尾にaseをつけてよばれているものが多い．

しかし，酵素の名付け方に規則がなかったため，酵素の命名に混乱が生じてきた．そこで現在は，国際生化学・分子生物学連合（IUBMB）の提案で，酵素はその触媒する反応の種類によって，**6群**に分類されている（**図**）．

1群：**酸化還元酵素**（オキシドレダクターゼ）
　2種の基質間の酸化還元反応を触媒する酵素である．

2群：**転移酵素**（トランスフェラーゼ）
　アミノ基やメチル基，リン酸等を他の基質へ転移させる酵素である．

3群：**加水分解酵素**（ヒドロラーゼ）
　多糖類や蛋白質等を加水分解する酵素で，消化酵素はこれに含まれる．

4群：**脱離酵素**（リアーゼ）
　基質の加水分解や酸化還元反応を伴わず，付加または脱離する酵素である．

5群：**異性化酵素**（イソメラーゼ）
　ある基質をその異性体に変化させる酵素である．

6群：**合成酵素**（リガーゼ）
　ATPや他のエネルギー源を利用して，2つの分子の結合反応を触媒する酵素である．

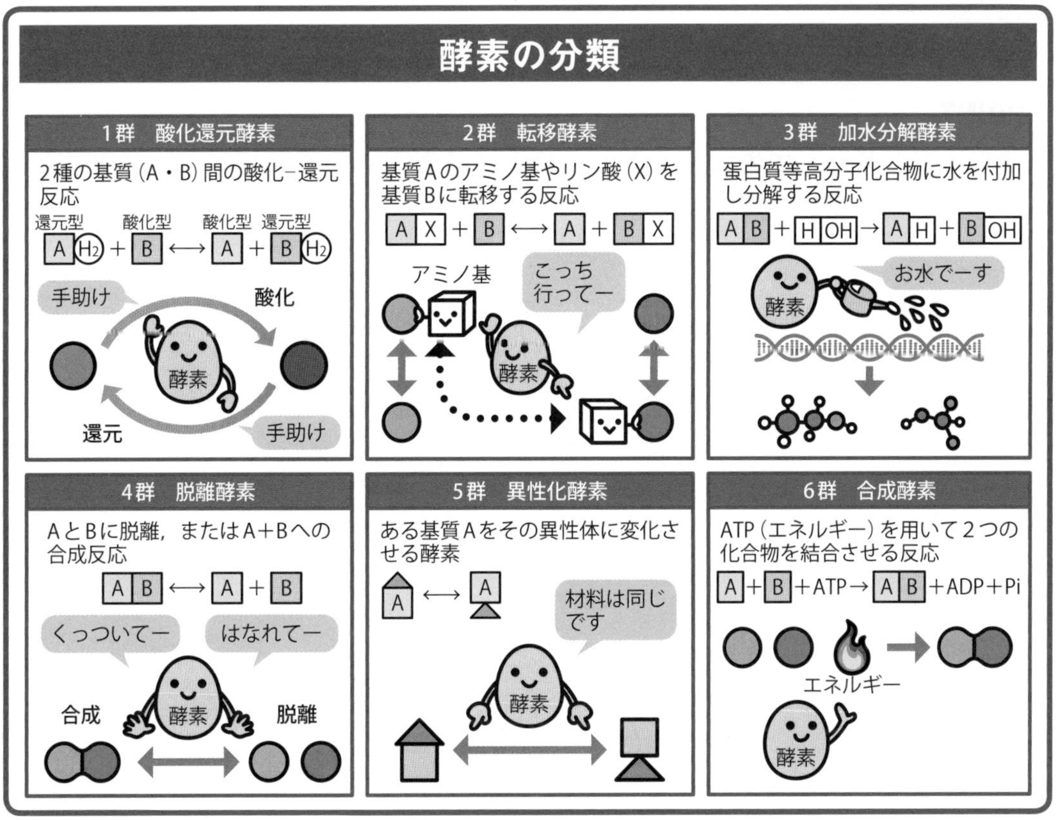

コラム　食品中の酵素

リンゴやジャガイモの皮をむいたり，ゴボウやナスを切ったりしてそのまま放置すると，茶色く変色する（褐変という）．これは，果物・野菜類に含まれているポリフェノール等の物質が，酸化酵素（ポリフェノールオキシダーゼ）によって酸化され褐色（黒色）物質のメラニンを生成することによる．酸化酵素はもともと食品中にあるもので，食品組織が傷つけられると溶出して働き始める．

酸化酵素による褐変を防ぐには，酵素の働きを抑えればよい．実際に調理の下処理として行っているものであるが，**加熱処理**をして酵素を不活性化する，**食塩**等酸化酵素の阻害剤を用いる，アスコルビン酸（**レモン**に多い）のような還元剤を使用する，**酢**を加えてpHを3以下に下げることで酵素の働きを抑える，等の方法がある．

料理や食品加工の過程で，酵素の働きを積極的に利用している例もある．塩こうじや果物に含まれる酵素（プロテアーゼ）は，蛋白質を切断するため，肉を漬け置きすると軟らかくなる．また，ワサビは，すりおろすことで酵素（ミロシナーゼ）が働いて辛味物質が生成され，ワサビ独特の風味を味わうことができる．さらに，酸化酵素は，茶葉に作用させることで鮮やかな色調の紅茶となる．

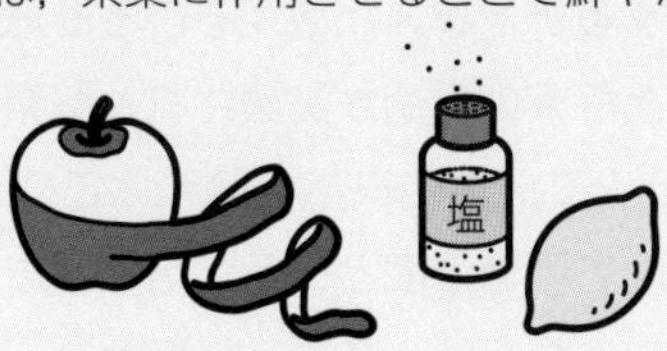

（倉貫早智）

LECTURE 4－2

酵素の作用機構

POINT

酵素は蛋白質からできているため，酵素が最もよく働くpH（至適pH）と，最も酵素活性が高い温度帯（至適温度）がある．

1 酵素反応の流れ

酵素反応は，**酵素(E)**と**基質(S)**が反応をして酵素・基質複合体(ES)となることから始まる．その後，**酵素・基質複合体(ES)**から**生成物(P)**ができ，**酵素(E)**が離れる(**図①**)．これを略号として，E ＋ S ⇔ ES ⇔ P ＋ E　と表される．

酵素は，基質から生成物をつくるのを助ける役割をする．酵素には，基質と結合する**活性部位**がある．基質とは，酵素反応を助ける物質である．生成物とは，酵素反応の結果つくられた物質のことである．酵素・基質複合体は，一時的に酵素と基質が結合した中間体である．酵素には，次のような特異的な性質がある．

2 酵素と基質の特異性

酵素の最大の特徴は，どの酵素もふつう“1つの化学反応しか触媒しない”ことである．蛋白質分解酵素がデンプンを分解することはできないし，デンプンの分解酵素が蛋白質を分解することはできない．このように酵素は基質の選択が非常に厳密である．鍵と鍵穴のように，**特定の基質**(鍵)のみが，**特定の酵素の活性部位**(鍵穴)に結合することができる．このような性質を，**基質特異性**という(**図②**)．

3 酵素活性とpH (図③)

酵素は**蛋白質**からできている．蛋白質は，pHによって構造が変化する性質をもっている．たとえば，牛乳に酢等の酸を加えると，牛乳に含まれる蛋白質は液体部分と個体部分に分かれ，酸を加える前とは蛋白質の構造が変化する．このように酵素もpHによって酵素の形が変わり，基質が結合する活性部位の形が変化してしまう．酵素が最もよく働くpHは酵素の種類により異なり，最大の活性が得られるpHを**至適pH**という．

4 酵素活性と温度 (図④)

酵素反応は，温度が上がれば水溶液中で基質と酵素の動きが活発となり，衝突回数が増える．これは酵素の活性部位に基質が結合するチャンスが増えることを意味する．しかし，酵素は蛋白質からなるため，ある温度以上になると酵素の構造が破壊され，酵素の働きが失われる．

私たちの体温は37℃付近であるので，体内にある酵素はこの温度帯で最も酵素活性が高い．このような酵素活性が最も高まる温度を**至適温度**という．自然界には，温泉に生息する細菌の酵素のように100℃でも酵素活性をもつものもあり，必ずしも酵素の至適温度が30〜40℃とは限らない．

(倉貫早智)

酵素の作用機構

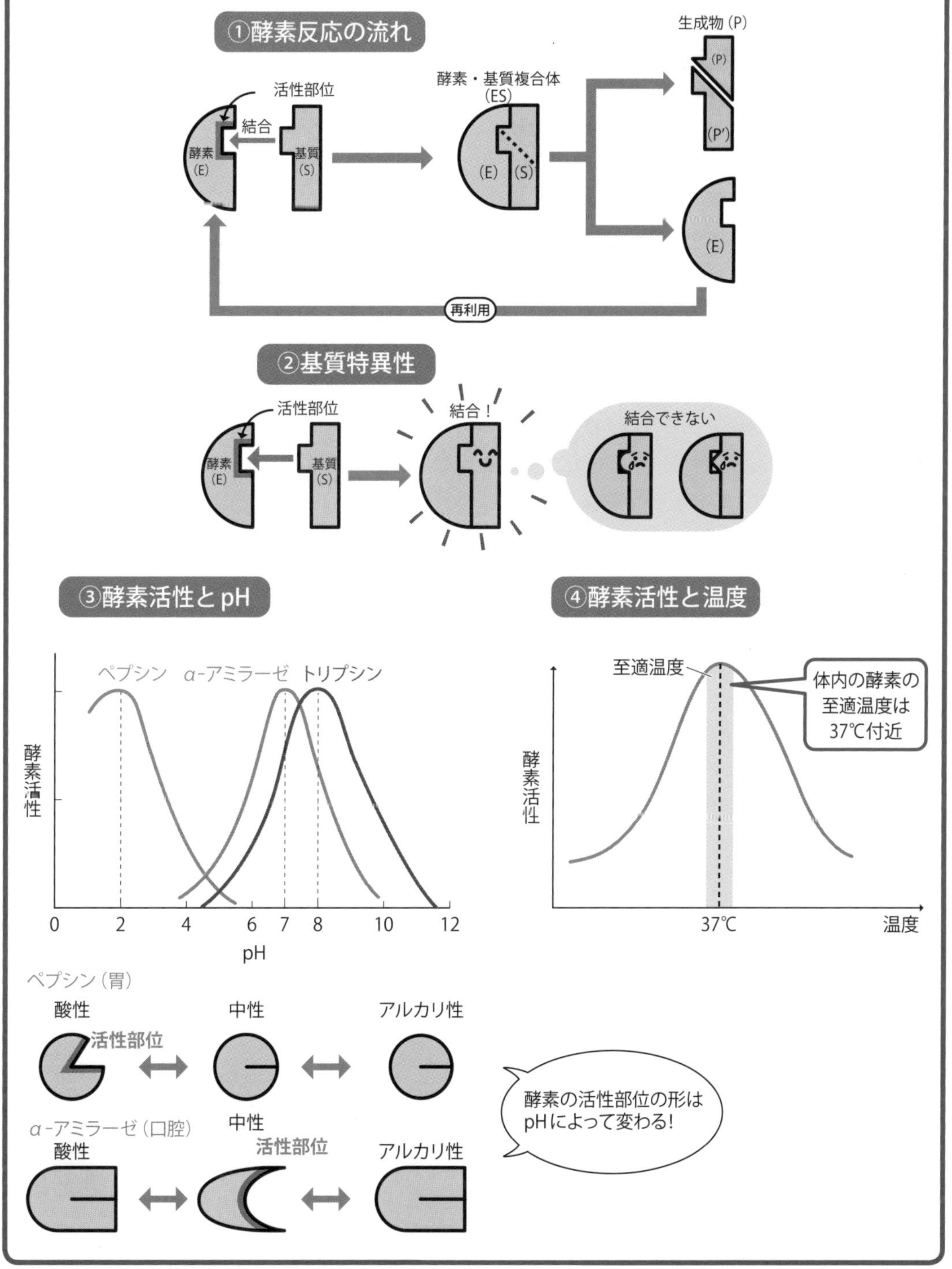
①酵素反応の流れ
活性部位
結合
酵素
(E)
基質
(S)
酵素・基質複合体
(ES)
(E)
(S)
生成物(P)
(P)
(P′)
(E)
再利用
②基質特異性
活性部位
酵素
(E)
基質
(S)
結合！
結合できない
③酵素活性とpH
ペプシン
α-アミラーゼ
トリプシン
酵素活性
0
2
4
6
7
8
10
12
pH
④酵素活性と温度
至適温度
体内の酵素の
至適温度は
37℃付近
酵素活性
37℃
温度
ペプシン(胃)
酸性
活性部位
中性
アルカリ性
α-アミラーゼ(口腔)
酸性
中性
活性部位
アルカリ性
酵素の活性部位の形は
pHによって変わる!

LECTURE 4-3

ホルモンの分類

PT・OT・ST 国試出題

POINT

ホルモンは化学構造の違いから，ペプチドホルモン，アミノホルモン，ステロイドホルモンに分類される．

1 ホルモンとは何か

ホルモンとは，特定の器官から血液中に分泌されるある化学物質のことであり，このことを**内分泌**という．内分泌を行う器官は**内分泌腺**，分泌される化学物質を**ホルモン**，ホルモンが作用する器官を**標的器官**という．それに対して汗・涙・消化液等が分泌されることを外分泌という．

生体には，外部環境や内部環境が変化しても常に一定の状態（恒常性，ホメオスタシス）を維持したり，あるいは調和のとれた成長や成熟を行わせたりする仕組みが整っている．中枢からの指令は，**神経系**（自律神経系）と**ホルモン系**の2種類の方法で伝達され，身体を常に一定の状態に維持しようと働く．神経系の特徴は，神経経路を介する素早い反応ではあるが，作用は局所的でその効果は短い．それに対してホルモン系は，神経系より反応は遅いが，血流を介するため作用は広範囲で持続的に続く．

2 ホルモンは3つに分類される（表，図）

ホルモンは，化学構造の違いから次の3つに分類できる．

①**ペプチドホルモン**

アミノ酸が連なった構造をしており，アミノ酸の数が数個のものから数百個のものまでいろいろある．たとえば，下垂体後葉から分泌されるオキシトシン（アミノ酸9個），抗利尿ホルモンであるバゾプレッシン（アミノ酸9個），膵臓のホルモンのインスリン（アミノ酸51個）とグルカゴン（アミノ酸29個）等がある．水溶性の性質をもつホルモンであり，細胞膜を通過できないという特徴をもつ．

②**アミノホルモン**

アミノ酸のチロシンから合成されるホルモンであり，カテコールアミン（アドレナリン，ノルアドレナリン，ドーパミン）類と甲状腺ホルモンが含まれる．

③**ステロイドホルモン**

ステロイドとは，ステロイド核をもつ物質の総称で，コレステロールから合成されるホルモンである．副腎皮質で合成されるコルチゾールや性腺で合成されるエストロゲン，テストステロンが含まれる．ステロイドホルモンは脂溶性であり，細胞膜を通過するという特徴をもつ．

（倉貫早智）

ホルモンの分泌器官とその作用

ホルモンの分類

分　類	成分等	主なホルモンと性質
ペプチドホルモン	数個から数百個のアミノ酸	各種刺激ホルモンやインスリン等多数（すべて水溶性）
アミノホルモン	アミノ酸から合成	カテコールアミン（水溶性）と甲状腺ホルモン（脂溶性）等
ステロイドホルモン	コレステロールから合成	副腎皮質ホルモンと性ホルモン（すべて脂溶性）

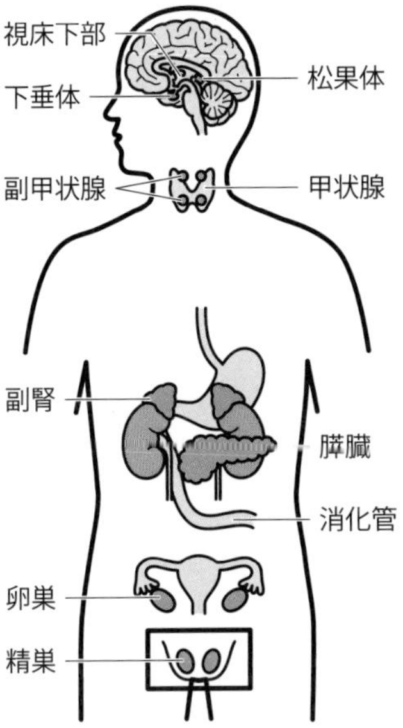

視床下部（すべてペプチドホルモン）
- 成長ホルモン放出ホルモン
- 成長ホルモン抑制ホルモン
- 副腎皮質刺激ホルモン放出ホルモン
- 黄体形成ホルモン放出ホルモン
- プロラクチン抑制ホルモン

→ すべて同名のホルモンの分泌を促進，抑制する

ホルモン	作用
下垂体前葉（すべてペプチドホルモン）	
成長ホルモン	成長促進作用
甲状腺刺激ホルモン	甲状腺ホルモンの分泌促進
副腎皮質刺激ホルモン	副腎皮質ホルモンの分泌促進
黄体形成ホルモン	卵胞の成熟と黄体形成，排卵
卵胞刺激ホルモン	卵胞の成熟，精子形成
プロラクチン	乳腺の成長促進，乳汁分泌
下垂体中葉（ペプチドホルモン）	
メラニン細胞刺激ホルモン	メラニン合成の促進
下垂体後葉（すべてペプチドホルモン）	
オキシトシン	子宮筋の収縮，乳汁分泌刺激
バゾプレッシン	抗利尿作用，血圧上昇作用
甲状腺	
チロキシン（アミノホルモン）	全身の代謝促進
カルシトニン（ペプチドホルモン）	骨からのリン酸カルシウムの放出を抑制
副甲状腺	
パラソルモン（ペプチドホルモン）	骨吸収促進，骨からのリン酸カルシウムの放出を促進
副腎皮質（ステロイドホルモン）	
コルチゾール，コルチコステロン	糖代謝の促進
アルドステロン	腎におけるNa^{+}，Cl^{-}の再吸収促進
副腎髄質（アミノホルモン）	
アドレナリン	血圧上昇，心拍数増加，糖代謝促進
ノルアドレナリン	血圧上昇
膵臓（ペプチドホルモン）	
インスリン	糖利用の促進（血糖値低下），グリコーゲン合成
グルカゴン	糖新生の促進（血糖値上昇），グリコーゲン分解
卵巣（ステロイドホルモン）	
エストロゲン（卵胞ホルモン）	月経周期の維持，妊娠の維持，第二次性徴の促進
プロゲステロン（黄体ホルモン）	受精卵の着床の促進，基礎体温の上昇
精巣（ステロイドホルモン）	
テストステロン	男性第二次性徴の促進，精子の形成促進
消化管（ペプチドホルモン）	
ガストリン（胃幽門部）	胃酸，ペプシンの分泌促進
セクレチン（十二指腸，空腸）	膵臓からの重炭酸塩分泌促進，胃酸の分泌抑制
コレシストキニン（十二指腸，空腸）	膵臓からの消化酵素の分泌促進，胆嚢の収縮

LECTURE 4-4

ホルモンの作用機序

PT・OT 国試出題

POINT

ホルモンは，血流を介して視床下部から出された代謝調節の指令がホルモン分泌器官に伝達されることで効果を発現する．

1 ホルモンの情報はどのように伝わるか（図①）

ホルモンの働きは，数段からなる滝を水が次々に流れ落ちるように，視床下部から出された代謝調節の指令が，血流を介してホルモン分泌器官に伝達され，効果を発現する．

視床下部から分泌される視床下部ホルモンは**放出ホルモン**であり，下垂体前葉に作用して下垂体前葉ホルモンを放出させる（一部放出を抑制するホルモンもある）．

下垂体前葉ホルモンは**刺激ホルモン**であり，各分泌腺に作用してホルモンを放出させる．

刺激ホルモンの作用で放出されたホルモンは，それぞれの標的器官に作用して生理応答を発揮する．

ホルモン分泌が過剰になると，そのホルモンが視床下部あるいは下垂体前葉に直接作用し，放出ホルモンあるいは刺激ホルモンの分泌が抑えられる．このような分泌調節を**フィードバック**という．

2 ホルモンが標的器官に働きかける方法（図②）

ホルモンが細胞に働きかけるときには，そのホルモンの受容体が**細胞膜に存在するタイプ**と，**細胞内に存在するタイプ**がある．

①細胞膜の受容体にホルモンが結合して作用する場合

分子量が大きいペプチドホルモンや，水溶性のアミノホルモンは細胞膜を通過することができない．この場合，細胞膜に受容体が存在し，この受容体にホルモンが結合すると，細胞内の二次情報伝達物質（サイクリックAMPやカルシウム濃度の上昇等）により酵素活性を調節する．

②細胞内に存在する受容体にホルモンが結合して作用を発揮する場合

脂溶性の高いステロイドホルモンや甲状腺ホルモンは，細胞膜を通過して細胞内に存在する受容体に結合して作用を発揮する．これらのホルモンは，核内に入り込み遺伝子の転写翻訳を促し，酵素蛋白質の合成を誘導するものが多い．

3 ホルモンの特異性

ホルモンは比較的「種特異性」は低いが，「**臓器特異性**」は極めて高い．糖尿病患者の中には，必要とされるインスリンが不足する場合，豚のインスリンを医薬品として用いることができる．一方で，性ホルモンは生殖器のみに作用し，他の臓器には作用しない．これはホルモンが作用すべき器官や臓器を構成する細胞には，そのホルモンとのみ結合する受容体が存在し，その受容体にホルモンが結合して初めて作用を発現するからである．血液中にインスリンが分泌されていても，**受容体がある臓器**にしか作用しない．

（倉貫早智）

ホルモンの作用機序

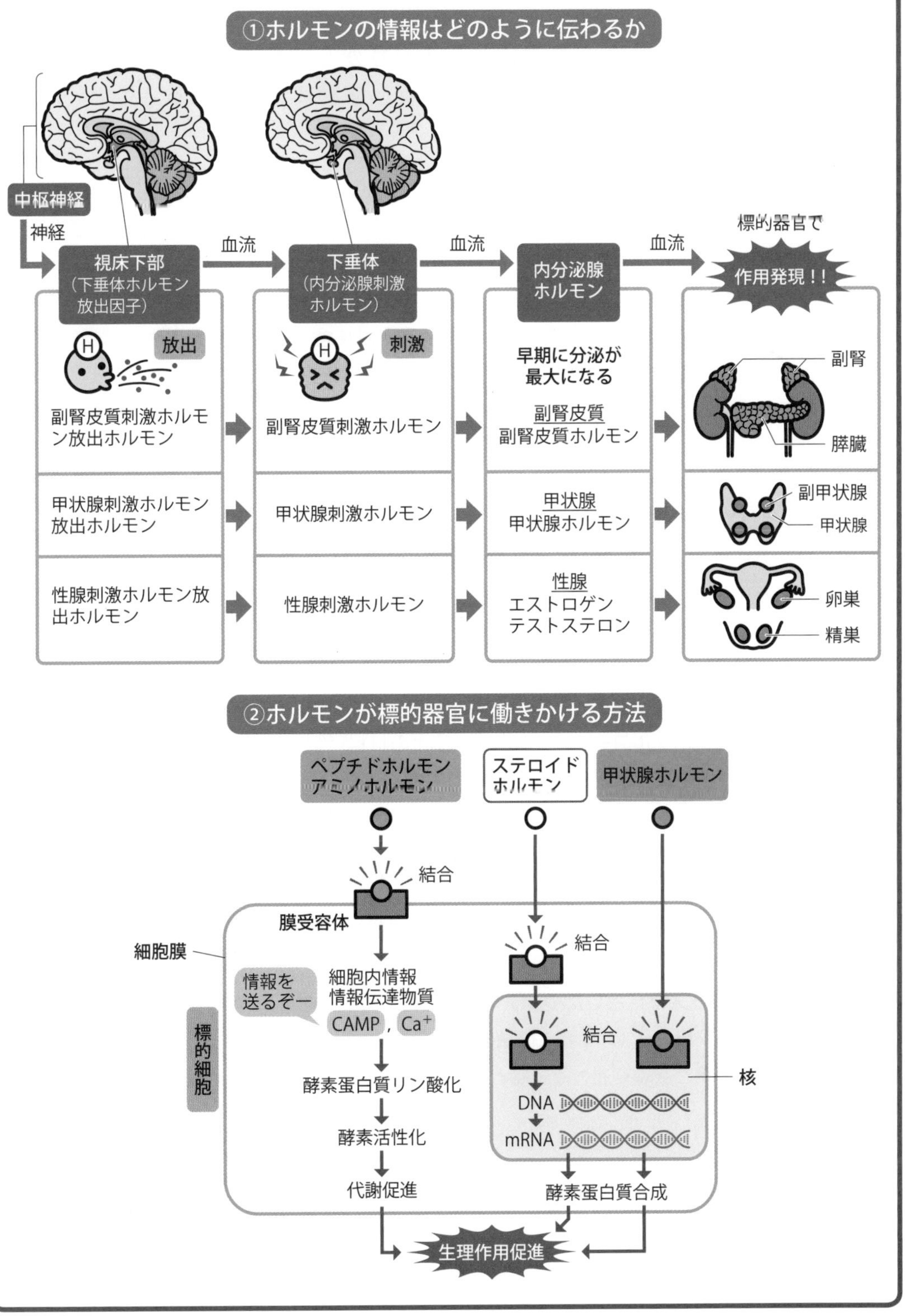
①ホルモンの情報はどのように伝わるか
中枢神経
神経
視床下部
（下垂体ホルモン放出因子）
血流
下垂体
（内分泌腺刺激ホルモン）
血流
内分泌腺ホルモン
血流
標的器官で
作用発現！！
放出
副腎皮質刺激ホルモン放出ホルモン
刺激
副腎皮質刺激ホルモン
早期に分泌が最大になる
副腎皮質
副腎皮質ホルモン
副腎
膵臓
甲状腺刺激ホルモン放出ホルモン
甲状腺刺激ホルモン
甲状腺
甲状腺ホルモン
副甲状腺
甲状腺
性腺刺激ホルモン放出ホルモン
性腺刺激ホルモン
性腺
エストロゲン
テストステロン
卵巣
精巣
②ホルモンが標的器官に働きかける方法
ペプチドホルモン
アミノホルモン
ステロイドホルモン
甲状腺ホルモン
結合
膜受容体
細胞膜
情報を送るぞー
細胞内情報
情報伝達物質
CAMP，Ca+
酵素蛋白質リン酸化
酵素活性化
代謝促進
標的細胞
結合
結合
核
DNA
mRNA
酵素蛋白質合成
生理作用促進

LECTURE 5－1

糖質の分類

POINT

糖質は，主に炭素（C）と水素（H）と酸素（O）からできている．単糖を基本の構成単位とし，その個数により単糖，少糖，多糖に分類される．

1 糖質は単糖，少糖，多糖に分類される（図）

糖質の多くは**炭素**（C）と**水素**（H）と**酸素**（O）の3つの元素から構成されており，分子式がCm（H_2O）nと炭素と水の化合物のように表されるため，**炭水化物**ともいわれる．

糖質は単糖を基本の構成単位とし，その単位数により**単糖**，**少糖**，**多糖**に分類される．

また，糖質は三大栄養素のひとつであり，一般的な主食に含まれる栄養素の大半は糖質である．たとえば，食事でお米を食べると植物性貯蔵多糖のデンプンを摂取したことになり，デンプンは体内で消化され少糖を経て単糖のグルコースとなり，血中に入り血糖として全身を巡り各細胞内に吸収される．

2 単糖は糖質の最小単位

分解されていく中でこれ以上簡単にできない最後の1つになった糖質を単糖といい，少糖，多糖の構成糖である．また，食事で摂取した少糖，多糖の糖質は単糖まで分解されないと吸収されない．

単糖は，その構成している炭素の数によって分類される．代表的な単糖として，3つの炭素からなる三炭糖のグリセルアルデヒド，5つの炭素からなる五炭糖のリボース（核酸の構成材料），6つの炭素からなる六炭糖のグルコース（エネルギー産生の材料）等がある．

生体内ではさまざまな炭素数の単糖がつくられており，たとえばペントースリン酸回路という代謝では，六炭糖のグルコースから三，四，五，六，七炭糖までの単糖がつくり出されている．

3 少糖（オリゴ糖）―マルトース，ラクトース，スクロース

少糖はオリゴ糖ともいい，単糖が2～6個程度結合したものである．天然に存在する少糖は二糖類のものが多く，グルコースとグルコースが結合した**マルトース**（麦芽糖：水あめ等に含有），グルコースとガラクトースが結合したラクトース（乳糖：母乳，牛乳に含有），グルコースとフルクトースが結合したスクロース（ショ糖：砂糖の主成分）等がある．

なお，現在では少糖と次項で述べる多糖との境界はあいまいになっている．

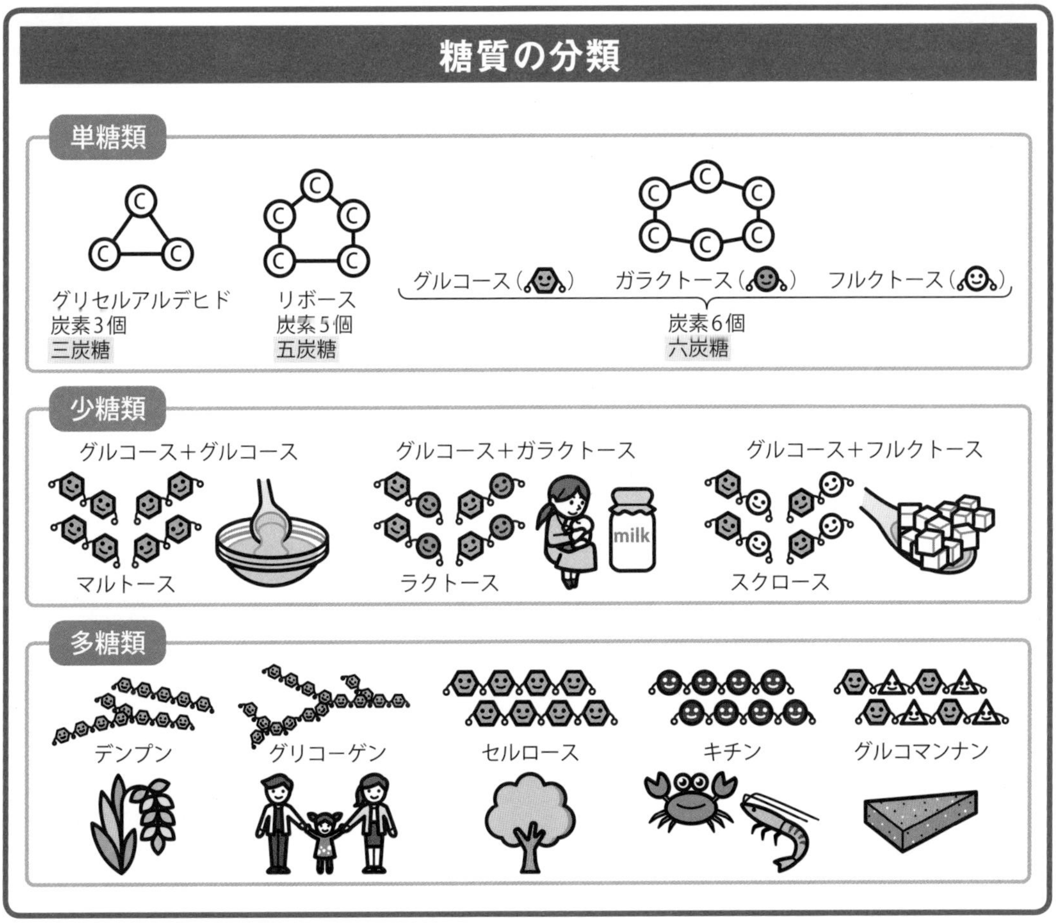

4 多糖—デンプン，グリコーゲン，セルロース等

多糖は，単糖が10個以上結合してできた糖質である．天然にたくさんある多糖としてデンプン，グリコーゲン，セルロース等がある．デンプンは植物の，グリコーゲンは動物のエネルギー貯蔵分子であり，セルロースは植物細胞の細胞壁等の構成成分である．それぞれ化学構造上の違いが多少あるが，すべて単糖のグルコースが結合してできたものであり，各生物の細胞内の代謝でつくられている多糖である．

その他にも，昆虫や甲殻類（エビ，カニ）に含まれるキチンや，こんにゃくの成分であるグルコマンナンも単糖がたくさん結合してできた多糖である．

（清水雅富）

LECTURE 5－2

糖質の代謝

PT・OT 国試出題

POINT

糖質代謝には，グルコース代謝を中心に解糖系，糖新生系，グリコーゲン合成分解，ペントースリン酸経路等がある．

1 生物にとって不可欠な糖質代謝[※1]

私たちは通常1日の食事の中で，何気なく糖質を主食に摂取していることが多いと思うが，それは私たちの体を構成している細胞が糖質を欲しており，要求しているからである．それは糖質が私たち生物にとっては重要なエネルギー源であり，その代謝経路は生物にとっては不可欠なものであるからである．

糖質代謝は解糖，糖新生（後述）の他に，食事等で細胞内のエネルギーが満たされてくると，空腹時用の細胞の保存食づくりとして**グリコーゲン**を合成する反応をする．逆に空腹時にはそのグリコーゲンを分解するための反応もする．また，糖質（グルコース）が**ペントースリン酸経路**という糖質代謝に向かうと，核酸の材料となる五炭糖の**リボース**[※2]がつくり出されたり，脂肪酸合成等に利用される還元物質（補酵素）等もつくり出されたりする．

※1　ここでは動物のグルコース代謝を中心に記述している．
※2　代謝で本当につくり出されている物質は，リボース5-リン酸である．

2 解糖《かいとう》—糖を分解する

細胞内のエネルギーが減ってくると，細胞は血液の中に流れている単糖を細胞内に取り込み分解する．この分解していく代謝経路のことを**解糖系**といい，たとえばグルコースが解糖系に入ると，炭素6個のグルコースを炭素3個のピルビン酸2つに分解する（ちょうどグルコースが半分に割れたようになる）．

この分解していく過程でグルコースの中に蓄えられていたエネルギーを取り出し，一時的にATPという細胞内で利用しやすいエネルギー伝達物質に置き換えることで細胞内の同化作用に用いられたり，37℃付近の体温を維持するための熱エネルギーとして用いられたりする．

解糖系はほとんどの生物の細胞に存在し，酸素を必要としない嫌気的代謝であることから，太古の生物から使われていた代謝経路であると考えられる．

3 糖新生《とうしんせい》—糖を新たに生み出す

糖質でない物質を材料にしてグルコースをつくり出す代謝を**糖新生**といい，その代謝経路を**糖新生系**という．

糖新生は主に肝臓で行われており，空腹で保存食のグリコーゲンも使ってしまい，血液中の糖が少なくなってくると，筋肉蛋白質を分解して得たアミノ酸や，お腹周りにためておいた中性脂肪を分解して得たグリセロール等を材料にしてグルコースをつくり出す[※3]．

しかし，なぜわざわざグルコースをつくり出さなければいけないのか．それは組織間で効率的か

糖質（グルコース）の代謝

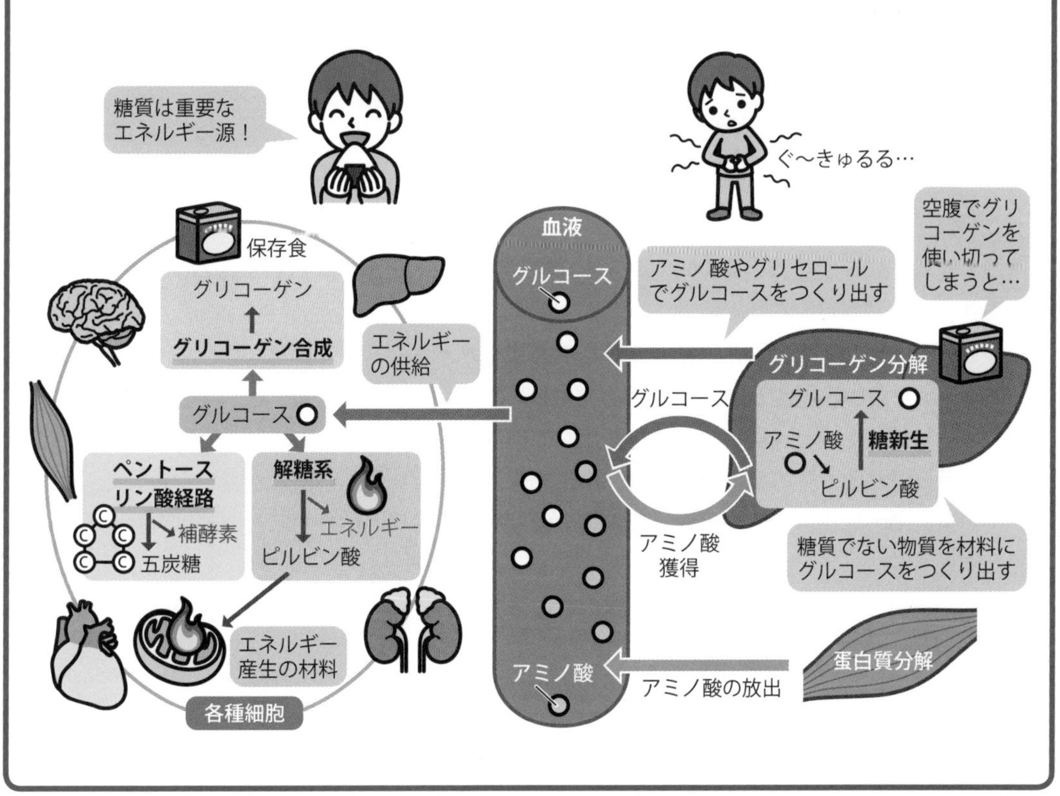

つ過不足なしにエネルギー供給をさせるためには，グルコースとして血液に送り込むことが一番効率的であるからである．昔の狩猟生活をしていた時代は，今では考えられないくらい飢餓状態の時間が長かったと思われる．そのような状態でも私たちの先祖が生きていられたのは，糖新生という代謝があったからである．

ちなみに，糖新生系のほとんどの反応が解糖系の反応の逆反応であり，生物にとっても一石二鳥の代謝なのであろう．

※3　糖新生はグルカゴン等のホルモンによって促進され，インスリンによって抑制される．

コラム

糖質代謝と運動との関係

筋力トレーニング，いわゆる「筋トレ」の効果を引き出すために，糖質摂取がポイントということをご存知だろうか．運動負荷が高くなればなるほどエネルギーの必要量も上がるが，その運動に必要なエネルギーを糖質代謝で供給すれば，体蛋白質の分解を抑制でき筋肉合成を促すことができる．またトレーニング後速やかに糖質を摂取すれば筋グリコーゲンの回復を促し，筋蛋白質の分解を抑制することもできる．筋トレで筋肉を効率よくつくるためには，蛋白質摂取とともに糖質摂取も合わせて行うことが重要となる．

（清水雅富）

LECTURE 5-3 脂質の分類

POINT

脂質はその化学構造の性質から水に溶けにくく，多様であり，生体にとって重要な役割をもっている．

1 脂質とは

脂質を定義的にいうと，水に溶けにくく，有機溶媒（エーテル，クロロホルム，アセトン）には溶けやすい，生物由来の物質である．

脂質は構成元素が**炭素**（**C**）と**水素**（**H**）からなる**炭化水素**からできているものが多く，炭化水素は電気的な偏りがない無極性分子であるため，**極性**[※1]をもつ水分子には溶けづらい性質をもっている．

脂質は一般的にあまりよいイメージをもたれていないが，生物にとってはとても効率のよいエネルギー貯蔵体である．その他にも細胞膜，ホルモン，抗酸化物質，色素，ビタミンとして，さらに体表面付近にある脂質は保護，保温，保水等の役割をしており，私たちにとっては欠かせない重要な物質である．

脂質は，糖質，蛋白質と同じ三大栄養素のひとつであり，食事から摂取しなければならない栄養素である．

※1　原子同士の結合によって分子の電荷分布が不均等になること．

2 脂肪酸の分類

①炭素数による分類（図①）

生物が体内に貯蔵している脂質のほとんどは**脂肪酸**であり，脂肪酸とは炭化水素に**カルボキシ基**が結合したモノカルボン酸で，結合している炭化水素の長さはさまざまである．天然の脂肪酸の多くは炭素数が偶数個で，炭素数が4個以下のものを**短鎖脂肪酸**（炭素数6個までの脂肪酸を含める場合もある），6～10個のものを**中鎖脂肪酸**，12個以上を**長鎖脂肪酸**という．

②飽和脂肪酸と不飽和脂肪酸（図②）

炭素間の結合に二重結合が含まれている不飽和脂肪酸と二重結合を含まない飽和脂肪酸に大別される．さらに，不飽和脂肪酸は，メチル基側の炭素から数えて二重結合が始まっている位置によって，**ω《オメガ》-3系，ω-6系，ω-9系**とよぶこともある．たとえば，エゴマ油や亜麻仁油等に多く含まれているα-リノレン酸や青魚に多く含まれているエイコサペンタエン酸（EPA），ドコサヘキサエン酸（DHA）はω-3系，コーン油や大豆油等に多く含まれているリノール酸はω-6系，オリーブ油に多く含まれているオレイン酸はω-9系不飽和脂肪酸である．

ω-3系のα-リノレン酸とω-6系のリノール酸は重要な生理活性物質となるが，生体内ではその炭素の位置に二重結合を入れることができず合成できないので，食事から摂取することが推奨されている必須脂肪酸である．また，これらω-3，ω-6系から生成される生理活性物質の**エイコサノイド**[※2]も脂肪酸の一種と考えられている．

※2　プロスタグラジン，トロンボキサン，ロイコトリエン等がある．

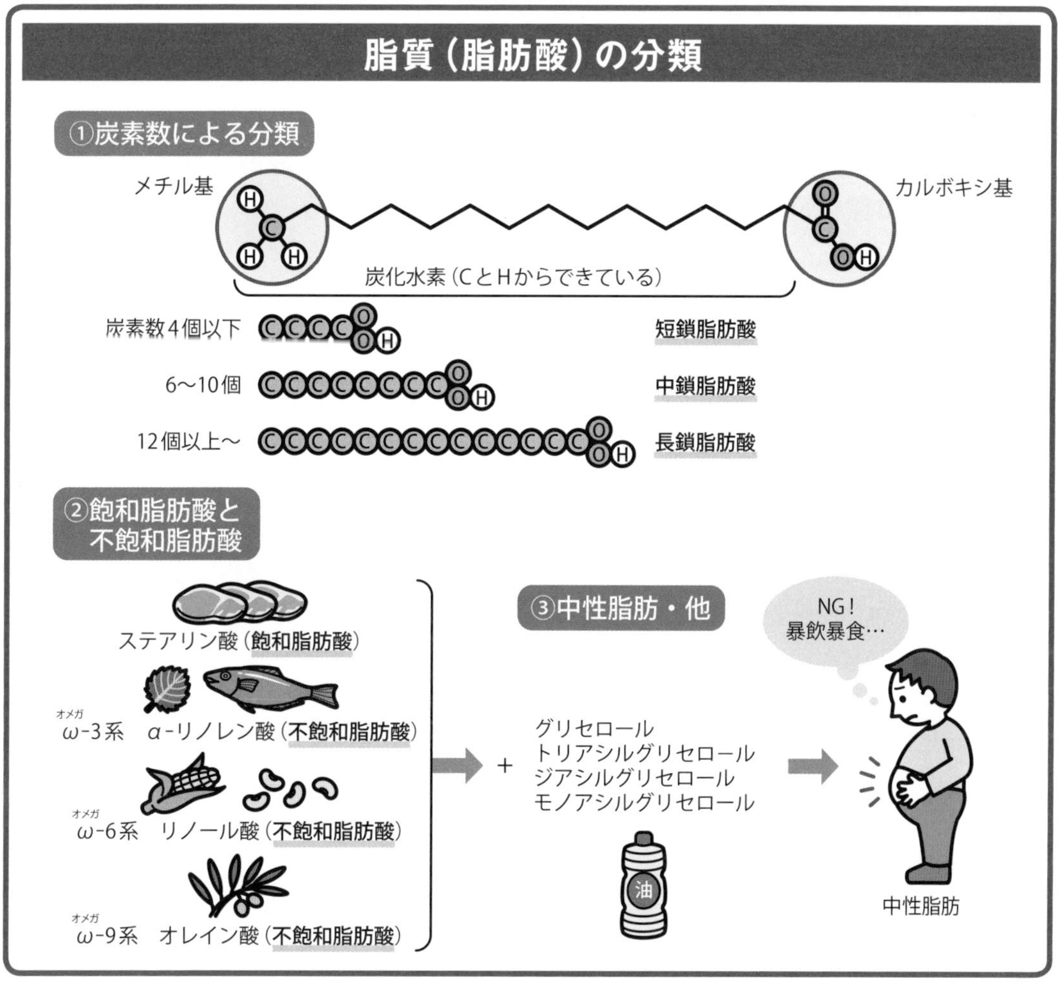

脂質（脂肪酸）の分類

3　中性脂肪，その他の脂質（図③）

①中性脂肪

糖アルコールのグリセロールに脂肪酸が1つ，2つ，3つ結合したものをそれぞれ，**モノアシルグリセロール**，**ジアシルグリセロール**，**トリアシルグリセロール**といい，**中性脂肪**ともいわれている．生体内に存在する中性脂肪のほとんどがトリアシルグリセロールである．中性脂肪は，糖質からのエネルギー源が不足した場合の代替物質であるため，食事で余剰に摂取したエネルギーは中性脂肪に変換・貯蔵される．そのため暴飲暴食は中性脂肪の増加につながり，肥満の原因になる．

②その他の脂質

その他の脂質として，脂肪酸同様に細胞膜の構成成分にもなり，ステロイドホルモン，胆汁酸等の合成の材料になるコレステロールや脂溶性ビタミンのビタミンA，D，E，Kも脂質であり，私たちの生命活動には欠かせないものである．

（清水雅富）

LECTURE 5 - 4

脂質の代謝

POINT

脂質代謝は多様であるが，特に生体のエネルギー産生や貯蔵に関連する脂肪酸の分解（β酸化）や脂肪酸合成について理解しておこう．

1 脂質代謝

私たちは通常1日の食事の摂取エネルギーの約30％を**脂質**から供給しており，さらに糖質から余剰に摂取したエネルギーの大半は，コンパクトでとても効率的なエネルギー源である中性脂肪として体内の脂肪組織に貯蔵される．

中性脂肪を構成している脂肪酸は重要なエネルギー源であり，各種臓器の細胞内で分解（代謝）されエネルギー産生の材料となる．これら中性脂肪の合成や脂肪酸の分解はすべて細胞内の**脂質代謝**によって行われている．また，脂質は水に溶けないので，そのままでは体内に吸収されない．そこで，生体内では脂質を蛋白質等の水溶性物質と混合し，リポ蛋白質という物質にして水に溶けやすくし，血液中に放出し全身の細胞にいきわたるようにしている．

細胞膜の材料となるリン脂質[※1]の合成，ホルモン等の材料になるコレステロールの合成や分解も脂質代謝で行われている．

※1　両親媒性の物質でグリセロリン脂質とスフィンゴリン脂質がある．

2 脂肪酸の分解（図①）

細胞内のエネルギー量が減少してくると，必要に応じて細胞は血液の中に流れている**脂肪酸**を細胞内に取り込み分解する．脂肪酸はカルボキシ基側から2つ目（β位）の炭素が酸化され分解されることから，この代謝経路のことを**β酸化**という．β酸化では，2炭素鎖ずつが分解され**アセチルCoA**（アセチル補酵素A）という物質が生成される．たとえば，炭素数16個のパルミチン酸がβ酸化に入ると，β酸化が7回行われ8個のアセチルCoAが生成される．この代謝は細胞内のミトコンドリアの中で行われており，β酸化によって生成されたアセチルCoAは，同じミトコンドリア内で行われているエネルギー代謝の材料として使われている．

長時間の空腹や糖尿病等では，肝臓の細胞内のβ酸化によってアセチルCoAを過剰に産生し，アセチルCoAから**ケトン体**[※2]を生成する．なぜなら，脳等の臓器は血液中の脂肪酸を細胞内に取り込めないため，脂肪酸からのエネルギー源をケトン体にして取り込むからである．

※2　アセト酢酸，3-ヒドロキシ酪酸，アセトンの総称．

3 脂肪酸の合成（図②）

食事で過剰に糖質を摂取すると太るといわれているが，それは本当である．なぜなら，細胞内のエネルギー量がある程度満たされている場合，細胞内に入ってきた単糖は解糖系でピルビン酸まで分解された後，ミトコンドリアでアセチルCoAに変換され，脂肪酸合成の代謝経路に入り脂肪酸が合成され，最終的に**中性脂肪**として脂肪組織に蓄えられるからである．

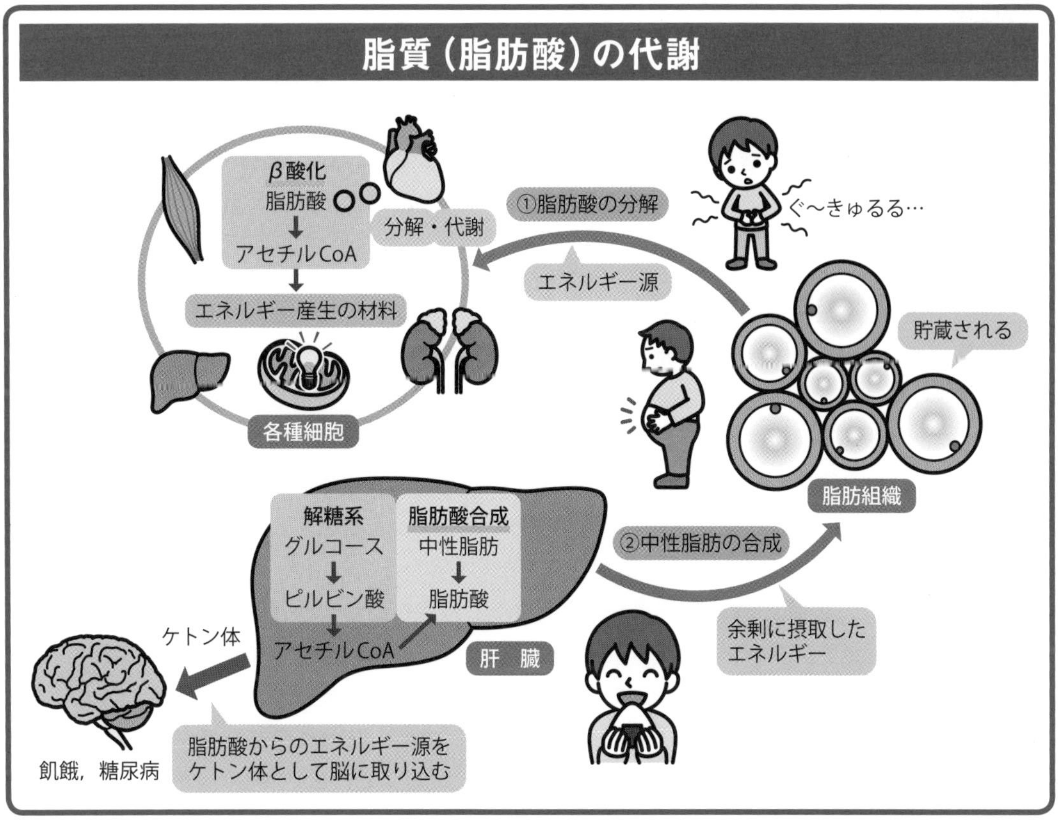

ちなみに私たちの生体内の脂肪酸合成の代謝では，ω-3系，ω-6系の脂肪酸はつくることはできない．ただし，食事でω-3系のα-リノレン酸やω-6系のリノール酸を摂取すれば，必要に応じてω-3系のEPA，DHAやω-6系のアラキドン酸は生体内で合成される．

また，アセチルCoAからは脂肪酸以外にコレステロールや胆汁酸等の脂質も合成される．

コラム　脂質代謝と運動との関係

運動のエネルギー源としてグリコーゲンが重要である．しかし，貯蔵できるグリコーゲンには限りがあり，これだけではフルマラソン等の競技では後半にエネルギー不足になりがちである．そこで，もう1つのエネルギー源となる脂質を効率よく利用できれば，エネルギー不足を解消できる．ファットローディング法は，高脂肪食摂取で筋肉により多くの脂肪を蓄積させ，脂質代謝を亢進させる方法である．競技前に脂質を代謝しやすい体に順応させておく必要があるが，これにより運動時のグリコーゲン消費を節約し，限界まで運動時間を増大させることができる．

（清水雅富）

LECTURE 6 - 1

ビタミンの種類

POINT

ビタミンには，油に溶けやすい脂溶性ビタミンと，水に溶けやすい水溶性ビタミンがある．

1 ビタミンの必要性と発見の経緯

ビタミンとは，ヒトが生きていくために必要不可欠な有機化合物のうち，微量なものである．体内で合成されないか，合成されても必要量に満たないため，食品から摂取する必要がある．摂取量が不足すると身体に不調が生じ，不足状態が継続すれば欠乏症が現れ，重症化すれば死に至る場合もある．また，ビタミンの多くは，症状改善に必要な食品に含まれる成分を解析することで発見されてきた．感染症ではなくても，食品中の微量成分が不足することによって病気や死に至るということが理解されたのは，20世紀に入ってからのことである．

日本においても，主食は玄米ではなく白米が好まれ，副菜に乏しい時代は長年にわたり脚気《かっけ》による死者が多く，日清，日露戦争でも多くの兵士が死亡した．陸軍では脚気の原因を感染と考えて，感染症予防に努めたが，改善できなかった．一方，海軍では白米を麦飯に変えること，白米以外の副菜も摂取することで死亡者数を減らすことに成功した．後に，白米に含まれず，玄米には含まれる米ぬか中に存在する脚気予防成分として単離されたのが**ビタミンB_1**である．その後も，主食として白米が好まれてきたが，ビタミンB_1は豚肉や魚，豆類等さまざまな食品に含まれ，副菜を多く食するようになった現在では，脚気の罹患率は極めて低い．

2 ビタミンの種類（表）

ヒトに必要なビタミンは13種類で，**脂溶性ビタミン**と**水溶性ビタミン**の2つに大別される．

油に溶けて水に溶けないのが脂溶性ビタミン（**ビタミンA，D，E，K**），水に溶けて油に溶けないのが水溶性ビタミン（**ビタミンB群：B_1，B_2，B_6，B_{12}，ナイアシン，葉酸，パントテン酸，ビオチンの8種類とビタミンC**）であり，それぞれの性質や含まれる食品は異なる．ビタミンは，野菜や果物等の植物性食品だけでなく，肉や魚，卵等の動物性食品にも多く含まれる．また，生体内でビタミンに変換され得る物質をプロビタミンという．

3 ビタミンの種類と名前，身近な利用例

ビタミンは発見された順番に由来する「ビタミン＋アルファベット」の名前だけでなく，物質名（化学名）がある（**表**）．健康維持増進のためのサプリメントとしてだけではなく，ビタミンの性質を利用して，食品の品質向上や品質保持のために食品添加物として用いられる場合も多い．

体内でビタミンAに変わる**プロビタミンA**の一種である**β-カロテン**は，**カロテノイド（カロチノイド）**に属する．カロテノイドは，橙色等を呈するため，菓子やジュース等の色付けにも使用されている．

ビタミンEは，脂溶性で抗酸化作用をもつことから，油脂を含む食品の酸化防止剤として使用

ビタミンの種類と性質

種類			物質名（化学名）	性質
脂溶性	A	ビタミンA	レチノール，レチナール レチノイン酸	・油に溶け，水に溶けない ・体内に貯蔵されやすい ・サプリメントやビタミン剤利用による過剰症に注意が必要 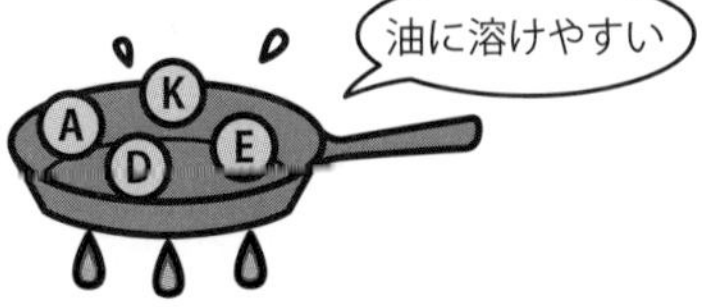
		プロビタミンA	カロテン βクリプトキサンチン等	
	D	ビタミンD_2 ビタミンD_3	エルゴカルシフェロール コレカルシフェロール	
	ビタミンE		トコフェロール	
	K	ビタミンK_1 ビタミンK_2	フィロキノン メナキノン	
水溶性	B群	ビタミンB_1	チアミン	・水に溶け，油に溶けない ・水を使用した調理で損失しやすい ・余剰分は体外に排出されるため，毎日一定量を摂取する必要がある 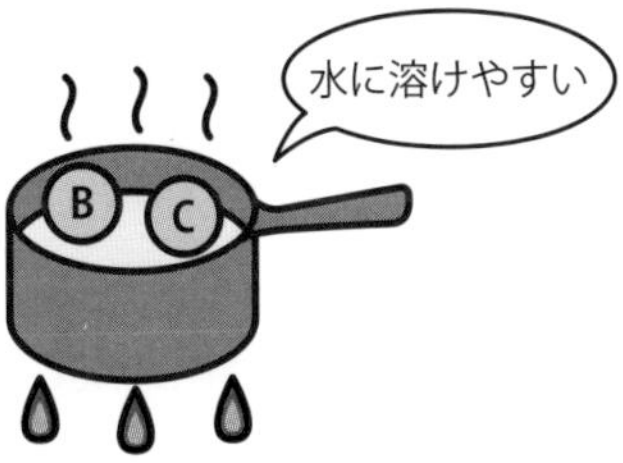
		ビタミンB_2	リボフラビン	
		ナイアシン	ニコチン酸 ニコチンアミド	
		ビタミンB_6	ピリドキシン	
		ビタミンB_{12}	コバラミン	
		葉酸	プテロイルモノグルタミン酸	
		パントテン酸		
		ビオチン		
	ビタミンC		アスコルビン酸	

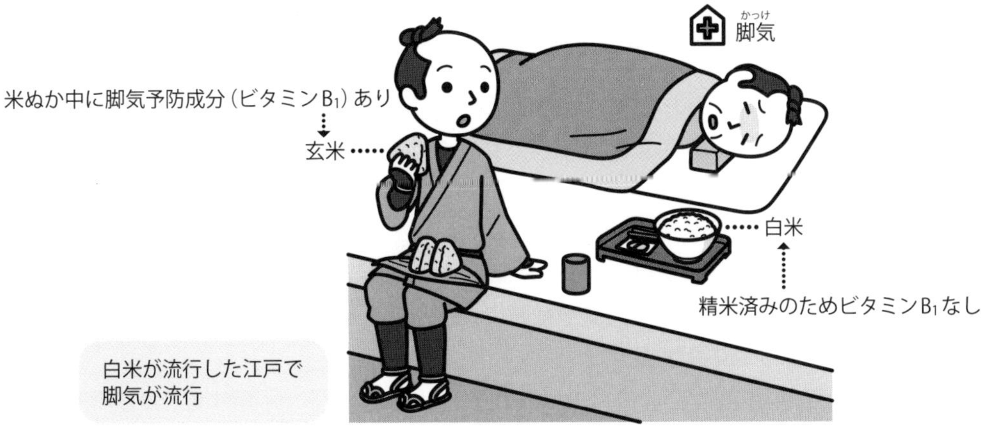

される．植物油やマーガリン，市販の菓子等に用いられることが多い．

ビタミンCは，水溶性で抗酸化作用をもつことから，飲料の酸化防止剤として用いられることが多い．

（川和理恵・藤原葉子）

LECTURE 6-2 ビタミンの機能

PT・OT・ST 国試出題

POINT

ビタミンは生命を維持するために不可欠であり，微量で作用する．

1 脂溶性ビタミンの機能と不足症状および欠乏症

ビタミンAは視覚の調節をし，欠乏症は暗所で物が見えにくくなる夜盲症である．また，皮膚や角膜，のど，鼻等の粘膜を正常に保つ働きもあるため，不足すると感染症にかかりやすくなる．

体内でビタミンAに変わるβ-カロテンは，**プロビタミンA**とよばれる．ビタミンAとしての作用の他に，抗酸化作用や免疫機能を増強する働きをもつ．不足すると感染症にかかりやすく，治癒しにくくなる．

ビタミンDは，カルシウムとリンの吸収を促進し，血液中のカルシウム濃度を正常に保つ．欠乏症は，幼児ではくる病，成人では骨軟化症や骨粗鬆症である．

ビタミンEは，強い抗酸化作用があり，体内の脂質の酸化を防ぐため，活性酸素が原因の疾患予防に役立つ．また，抗酸化作用により，細胞膜を保護していることから，不足すると細胞膜の脂質が酸化されて損傷する．欠乏すると不妊となり，低出生体重児では溶血性貧血が起こる．

ビタミンKは，血液の凝固を助ける作用や，骨の形成を促す作用がある．体内で腸内細菌によっても合成されるため，成人では不足することはほとんどない．しかし，新生児では，腸内環境が成人と異なるため，不足すると消化管や脳で出血が起きる．

2 水溶性ビタミンの機能と不足症状および欠乏症

ビタミンB群（ビタミンB_1，B_2，B_6，B_{12}，ナイアシン，葉酸，パントテン酸，ビオチン）は，体内で起こる酵素反応を助ける補酵素（酵素反応を助けるもの）として働く．

ビタミンB_1は，主に糖質からのエネルギー産生に必要であり，不足すると疲れやだるさを感じる．欠乏症は神経障害（脚気）やWernicke脳症である．

ビタミンB_2は，三大栄養素（糖質，蛋白質，脂質）からのエネルギーの産生に必要であり，皮膚や粘膜を正常に保つ．不足すると，皮膚や粘膜に炎症が起こりやすくなり，口の端が切れる口角炎，口内炎，舌炎になりやすくなる．

ナイアシンは，三大栄養素からのエネルギーの産生に必要である．不足すると食欲不振や消化不良になり，欠乏症は皮膚や消化器官，中枢神経に特有の障害を起こすペラグラである．

ビタミンB_6は，蛋白質からのエネルギー産生に必要であり，皮膚や粘膜を正常に保つ．体内でも，腸内細菌によってつくられることから，不足することはほとんどない．しかし，蛋白質の摂取量増加や，腸内細菌のバランスが崩れることによって不足する場合もあり，不足すると皮膚炎や口内炎になる．

ビタミンB_{12}は，葉酸とともに，赤血球の合成を助けている．欠乏すると，正常な赤血球がつくられなくなるため，異常に巨大な赤血球が形成される貧血の巨赤芽球性貧血（主に悪性貧血）になる．

葉酸は，核酸や赤血球の合成を助ける働きをする．また，妊娠初期の女性が十分量を摂取する

ビタミンの機能と不足症状および欠乏症

種　類	機　能	不足症状および欠乏症
ビタミンA	視覚を調節し，皮膚や鼻の粘膜を正常に保つ	暗所で見えにくくなる（夜盲症） 感染症にかかりやすくなる
プロビタミンA	必要に応じてビタミンAになる 抗酸化作用をもつ 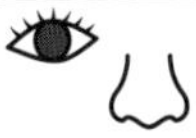	
ビタミンD	カルシウムとリンの吸収促進， 血中カルシウム濃度を正常に保つ 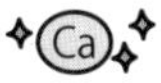	くる病（幼児），骨軟化症，骨粗鬆症， テタニー
ビタミンE	抗酸化作用をもつ	不妊，溶血性貧血（低出生体重児）
ビタミンK	血液の凝固を助け，骨の形成も助ける 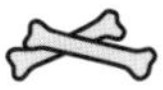	消化管や脳での出血（新生児）， 血液凝固異常
ビタミンB_1	主に糖質からのエネルギー産生に必要	疲れやだるさを感じる 脚気（神経系障害），Wernicke脳症
ビタミンB_2	三大栄養素からのエネルギー産生に必要	口角炎，口内炎，舌炎
ナイアシン	三大栄養素からのエネルギー産生に必要	食欲不振や消化不良
ビタミンB_6	蛋白質からのエネルギー産生に必要	皮膚炎や口内炎
ビタミンB_{12}	赤血球の合成を助ける 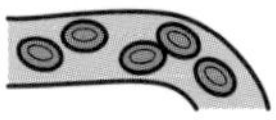	巨赤芽球性貧血（主に悪性貧血）
葉酸	核酸や赤血球の合成を助ける 胎児の神経管発育不全を防ぐ 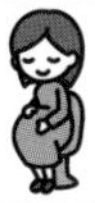	巨赤芽球性貧血 胎児の発育不全（二分脊椎症）
パントテン酸	三大栄養素からのエネルギー産生に必要 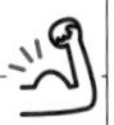	不足に陥ることはほとんどない
ビオチン	糖質や脂質からのエネルギー産生に必要	
ビタミンC	コラーゲンの合成に必要 鉄の吸収を促進する他，抗酸化作用もある	歯ぐきや皮膚から出血する（壊血病）

と，胎児の神経管発育不全のリスクを減らすことができる．

パントテン酸は，三大栄養素からエネルギーを産生に必要であり，**ビオチン**は，糖質や脂質からのエネルギー産生に必要であるが，日常の食生活で不足することはほとんどない．

ビタミンCは，骨や皮膚，血管をつくるコラーゲンの合成に必要である他に，鉄の吸収を促進する作用や，抗酸化作用がある．欠乏症は歯ぐきや皮膚から出血する（壊血病）である．

（川和理恵・藤原葉子）

LECTURE 6-3 脂溶性ビタミン

POINT

脂溶性ビタミンは水に溶けず体内に蓄積されやすい.

1 効果的な摂取と過剰症のリスク

脂溶性ビタミンは油に溶けることから，**油**とともに摂取すると吸収効率が高まる．各ビタミンが多く含まれる食品と特性を**表**に示す.

通常の食生活から，健康を害するほどの過剰摂取に陥る危険性は低いが，ビタミンAは含有量が極めて多い動物性食品が存在し，注意が必要である．また，必要量以上に摂取しても体外に排出されにくいため，サプリメントやビタミン剤を過剰に摂ると，健康障害を引き起こすことがある．過剰症の危険があるものには，**耐容上限量**（1日に摂取する上限目安量）が定められている.

2 ビタミンA

ビタミンAは，動物性食品に含まれ，特に**レバー**や**うなぎ**に多く含まれる．植物性食品には，ビタミンAの前駆体であるプロビタミンAとして含まれ，**野菜や果物**に多く含まれる橙色のβ-カロテン，β-クリプトキサンチン等がある．これらは摂取されると体内でビタミンAに変わる．にんじんやほうれん草等，β-カロテンを多く含む野菜（可食部100gあたり600μg以上）が緑黄色野菜であり，β-カロテンは抗酸化作用もある．β-クリプトキサンチンは柿や温州みかんに多く含まれる.

食事摂取基準では，レチノール活性当量（μgRAE）をビタミンA量としている.

過剰摂取では，食欲不振や頭痛，吐き気，肝障害を起こす．妊娠期での過剰摂取では，胎児に奇形が生じる可能性が高くなる．プロビタミンAは，体内の必要性に応じてビタミンAに変わることから，プロビタミンAの過剰症はないと考えられている.

3 ビタミンD，E，K

ビタミンDは，さけやいわし等の**魚**や，きくらげや舞茸等の**きのこ類**に多く含まれる．プロビタミンDは，皮膚で日光の紫外線を浴びることでビタミンDになるため，日照時間の短い地域では，体内で合成できるビタミンDが不足する可能性が高く，食事から摂取する必要性が増す．また，ビタミンDが作用するためには，肝臓と腎臓で活性型ビタミンDになる必要もある.

ビタミンDの過剰症には，高カルシウム血症，腎障害等があるが，食事からのビタミンD摂取で過剰症に陥ることはほとんどない.

ビタミンEは，アーモンドや落花生等の**ナッツ類**や，ひまわり油やコーン油等の**植物油**，**魚介類**，**カボチャ**や**アボカド**に多く含まれる．ビタミンEは数種類あり，食品にはα-トコフェロールとγ-トコフェロールが多く含まれているが，α-トコフェロールの作用が最も強く，ヒトの体内にも蓄積されやすい．そのため，食事摂取基準ではα-トコフェロール量をビタミンEとしている．ビタミンEは比較的多く摂っても過剰摂取症状がみられない脂溶性ビタミンである.

脂溶性ビタミンが多く含まれる食品と特性

種類	多く含まれる食品		耐容上限量
	動物性	植物性	
ビタミンA	レバー，うなぎ 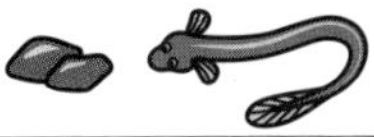		2,700 μgRAE
		プロビタミンA 緑黄色野菜，みかん 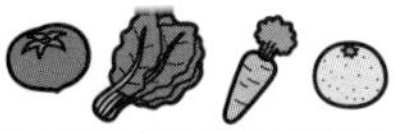	―
ビタミンD	さけ，いわし 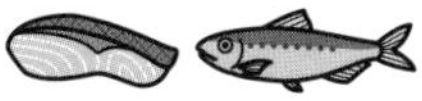	きくらげ，舞茸 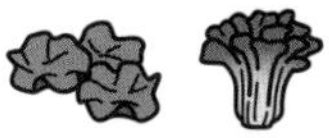	100 μg
ビタミンE	魚，貝，卵 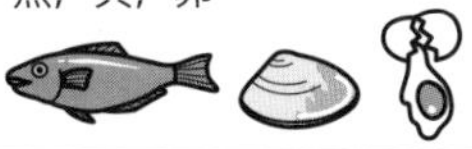	ナッツ，植物油，カボチャ，アボカド 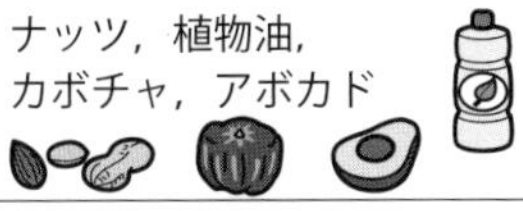	男性：800～900 mg 女性：650～750 mg
ビタミンK	鶏肉，チーズ 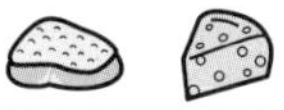	納豆，緑色の野菜 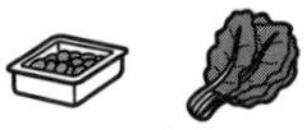	―

耐容上限量は18歳以上の数値

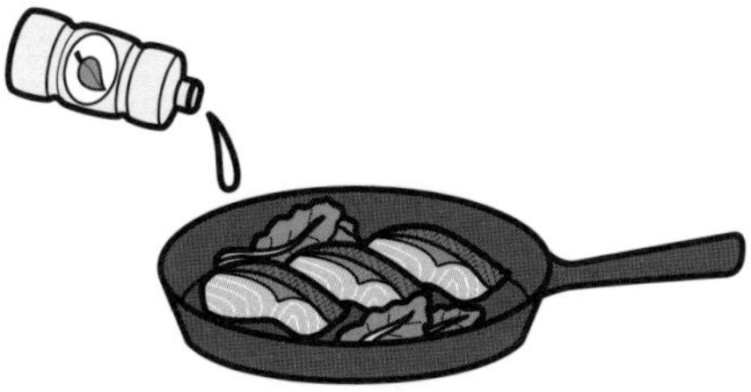

ビタミンKは，**納豆**に非常に多く含まれる他，ほうれん草や春菊等の緑色の野菜，**鶏肉**，**チーズ**に多く含まれる．通常の食生活での過剰症の報告はなく，耐容上限量が設定されていないが，ワルファリンカリウム等の抗血栓薬の作用を弱めるので，服用している人は納豆や青汁の摂取を避ける必要がある．

（川和理恵・藤原葉子）

LECTURE 6-4

水溶性ビタミン

POINT

水溶性ビタミンは水を使用する調理による損失が大きく，余剰分は体外に排出される．

1 効果的な摂取と過剰症のリスク

水溶性ビタミンは，水に溶けることから，洗う，ゆでる，煮る等，**水**を使用した調理で**損失しやすい**．熱には安定なビタミンも多いことから，煮汁まで摂取できる汁物にすることや，蒸す，焼く等の調理では損失は防げる他，野菜や果物を生の状態で食べると効率よく摂取できる．各ビタミンが多く含まれる食品と特性を**表**に示す．

必要量以上に摂取しても，余剰分は体外に排出されるため，脂溶性ビタミンよりは過剰症のリスクが低い．しかし，サプリメントやビタミン剤から大量に摂取した場合には，**消化不良**や**発熱**等の症状が現れることがある．そのため，ナイアシン，ビタミンB_6，葉酸には耐容上限量が定められている．

2 ビタミンB_1，B_2，ナイアシン

ビタミンB_1は，穀物の胚芽に多く含まれるため，米なら玄米や胚芽米，小麦粉なら全粒粉に含まれている．豚肉にも豊富に含まれる他，大豆等の豆類にも含まれる．エネルギー産生に伴って消費されることから，不足状態に陥りやすい．また，アルコールの代謝でビタミンB_1が消費されるため，アルコールの多飲によっても欠乏症としてWernicke脳症に陥るリスクが上昇する．

ビタミンB_2は，レバーやうなぎ，卵黄に含まれており，黄色い．栄養ドリンクが黄色いのは，ビタミンB_2の色であることが多い．

ナイアシンは，魚や肉，きのこ類に多く含まれる．大量摂取により消化不良や下痢等の消化器官系の障害が生じることがあり，耐容上限量が定められている．

3 ビタミンB_6，B_{12}，葉酸，パントテン酸，ビオチン

ビタミンB_6は，魚や肉，ごま，大豆に多く含まれる．ビタミンB_6作用をする物質のピリドキシンのみを長期に大量摂取した場合に，感覚神経に障害が生じることがあり，耐容上限量が定められている．

ビタミンB_{12}は，魚や貝類，肉等の動物性食品に多く含まれ，植物性食品には含まれないため，厳密な菜食主義者で欠乏症として巨赤芽球性貧血（主に悪性貧血）を呈する．また，ビタミンB_{12}の吸収には，胃で合成・分泌される内因子と結合する必要があるため，胃切除を受けた人は，欠乏リスクが高い．

葉酸は，レバーや肉，緑黄色野菜に多く含まれる．大量摂取した場合に，神経障害や発熱等の症状が現れることがあり，耐容上限量が定められている．

パントテン酸は，「至るところに存在する酸」という意味で命名され，さまざまな食品に含まれ

水溶性ビタミンが多く含まれる食品と特性

種　類	多く含まれる食品		耐容上限量
	動物性	植物性	
ビタミンB_1	豚肉，レバー	穀物の胚芽，豆類	－
ビタミンB_2	レバー，うなぎ，卵黄	納豆，葉野菜	－
ナイアシン	魚，肉	きのこ類，落花生	男性：300～350 mgNE 女性：250 mgNE
ビタミンB_6	魚，肉	ごま，大豆，にんにく	男性：50～60 mg 女性：40～45 mg
ビタミンB_{12}	魚，貝，肉		－
葉酸	レバー，肉，うなぎ	緑黄色野菜	900～1,000 μg
パントテン酸	レバー，魚，肉，卵	納豆，豆類	－
ビオチン	レバー，卵黄	ナッツ類，豆類，のり	－
ビタミンC		果物，野菜，芋	－

耐容上限量は18歳以上の数値

ている．

ビオチンは，卵黄や豆類等に含まれる．卵白に含まれるアビジンと非常に強く結合し，吸収が阻害されるため，大量の卵白を摂取すると，欠乏症が生じる可能性がある．

4 ビタミンC

果物や野菜に多く含まれる．分解されやすく，熱に弱いので，新鮮な生の状態で食べると効率よく摂取できる．

（川和理恵・藤原葉子）

LECTURE 7-1 消化器官

PT・OT
国試出題

POINT

食物に含まれる栄養素は，口腔から大腸までの消化管で，血液に取り込むことができるサイズに分解される．この過程が消化である．

1 消化とは

食物として日常摂取するものは，デンプンや蛋白質等の高分子化合物であり，そのままでは血液の中に取り込むことができない．そこで，血液に取り込むことができる低分子化合物まで分解する必要がある．このような食物の分解が**消化**である．

2 消化に関係する器官とは（図）

消化器系は，口腔，食道，胃，小腸，大腸，肛門に至る消化管と肝臓，胆嚢，膵臓等の付属器官からなる．

口腔は消化管の最上部にあり，食物の咀嚼，つまり食物を歯によって噛み砕き，唾液と混合して飲み込み可能な状態とする．唾液腺より分泌される唾液中には，消化酵素のα-アミラーゼが含まれている．

食道は，噛み砕いた食物（食塊）を胃に送り込む長さ約25cmの管である．食塊は，食道の蠕動運動により胃に移送される．

胃は，上腹部正中線よりやや左にある器官であり，立位や空腹時の場合J型をしていることが多い．成人では，1,200〜1,400mLの容積がある．胃では蠕動運動により食塊と胃液を混合し，均質な粥状とする．胃液は，塩酸，ペプシノーゲン，粘液の混合物であり，体内で唯一強い酸性状態にある器官である．

小腸は，十二指腸，空腸，回腸からなる全長6〜7mの消化管である．

十二指腸は，C型ループ状となっている約25cmの消化管であり，下行部には胆嚢からの総胆管と，膵臓からの膵管が開口しており，胆汁と膵液が分泌される．

空腸（2.4〜2.8m）は腹腔の左上部にあり，それに続く**回腸**（3.6〜4.2m）は主として右下部を占める．両者には肉眼的な差異はなく，境界も明らかではない．空腸と回腸で主に栄養素の吸収が行われる．

大腸は，小腸に続く消化管である．小腸とは異なり，大腸の管腔内はひだや絨毛がない．大腸では，水，無機質（K，Na，Cl等）の吸収と，腸内細菌による未消化物の分解が行われる．

肝臓は，約1,000〜1,400gで人体最大の臓器である．肝臓は，栄養素の代謝や胆汁の生成，解毒等を行う特殊な器官である．

胆嚢は，肝臓の下部に接したナス状の袋で，肝臓でつくられた胆汁を一時的に貯蔵する．1日に100〜500mLの胆汁が十二指腸に送り込まれる．

膵臓は，長さ約15cm，重さ約60gで，胃の後方にある．消化酵素を含む膵液を分泌する外分泌腺と，インスリン，グルカゴン等のホルモンを分泌する内分泌腺よりなる．

消化管と消化に関連する臓器

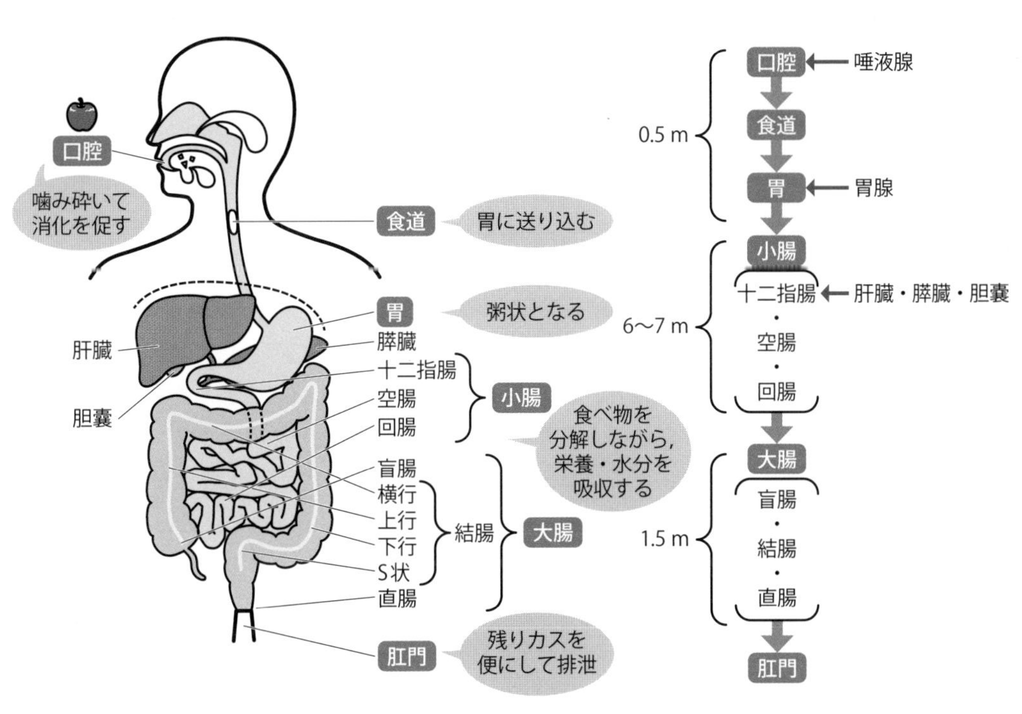

コラム　腸の働きと便

健康的な普通便は80％が水分である．残りの20％は固形成分で，食物残渣（食べ物のカス），腸内細菌，腸の分泌物，および腸管膜の脱落物質からなる．食べ物が口から入って便として排出されるまでの時間は，一般的には約24〜72時間である．

私たちには，食べ物を食べると腸が動くという「胃・結腸反射」の機能が備わっている．朝，空っぽの胃に水や食べ物が入ることで，胃が動いて胃の壁が伸び，腸も反射的に動き出す．腸が動き出すと，その刺激によって直腸反射が起こり，直腸から脳へ信号が伝わって，便意をもよおす．

大腸を動かすためには，朝食を食べて排便を習慣にすることに加えて，体内の血液循環をよくすることが大切である．毎日のウォーキングやストレッチは，骨盤内にある大腸を刺激するため，便秘の予防にも効果がある．このことは，重症患者のリハビリテーションが，関節拘縮などの予防に加えて腸管運動の刺激や排泄の促通にとっても有意味であることを示している．

（倉貫早智）

LECTURE 7-2 消化過程

PT・OT・ST
国試出題

POINT

消化は，その作用別に化学的消化，物理的消化および生物学的消化に，また部位別には管腔内消化と膜消化に分類される．

1 消化方法による分類

消化には，唾液や胃液中に含まれる消化酵素による分解（化学的消化）だけでなく，口の中で食べ物を噛み砕く消化（物理的消化）や，腸内細菌による消化（生物学的消化）がある．

化学的消化とは，消化酵素の作用により食物成分が化学的に分解されることである．消化管内で食物の分解に働く酵素類は，唾液，胃液，膵液および腸液中に含まれている．唾液や膵液のpHは中性から弱アルカリ性であるのに対して，胃のpHは1～3で強酸性である．

物理的消化とは，食物が咀嚼によって噛み砕かれ，蠕動運動によって消化液と混合し，粥状，液状となることである．これには，消化の状態に応じて食物を次の部位に送り込むことも含まれる．

生物学的消化は，難消化性食物成分が，腸内細菌による発酵や腐敗等により分解されることである．主として大腸で行われる．

2 部位別にみた消化の流れ（図）

消化が行われる部位により，管腔内消化と膜消化に分類される．

管腔内消化とは，口腔から始まる消化管内で分泌される種々の消化酵素によって小分子化される過程をいう．

口腔では，摂取された食物が細かく噛み砕かれ（咀嚼），**唾液**とよく混合され，適当な大きさの食塊となり，食道へ送られる．なお，唾液には**α-アミラーゼ**が含まれ，糖質の高分子体である**デンプン**の消化を行う．

胃では蠕動運動により，食塊と**胃液**がよく混合され，半流動状となって十二指腸に輸送される．胃液中には消化酵素のペプシンが含まれており，蛋白質の化学的消化が行われる．なお，胃内の滞留時間は，糖質より脂質のほうが長い．

十二指腸には，**胆汁**および**膵液**が分泌される．胆汁には，肝臓でコレステロールから合成される**胆汁酸**が含まれる．胆汁酸は，食物中に含まれる脂質を乳化することで脂質の消化・吸収を助ける．

膵液には各種消化酵素が含まれている．トリプシン，キモトリプシン，エラスターゼおよびカルボキシペプチダーゼは蛋白質の消化を行う．α-アミラーゼはデンプンの消化を行い，リパーゼは脂質の消化を行う．膵液はアルカリ性である．

消化と吸収の区別は，一般にははっきりつけにくい．消化の最終段階と吸収の最初の段階は，**小腸粘膜**において同時に行われている．これを**膜消化**という．

アミノ酸が2～3個結合しているオリゴペプチドは，小腸粘膜の上皮細胞膜に存在する酵素（ジペプチダーゼ，アミノペプチダーゼ）によって，アミノ酸まで消化されると同時に吸収される．ま

消化過程

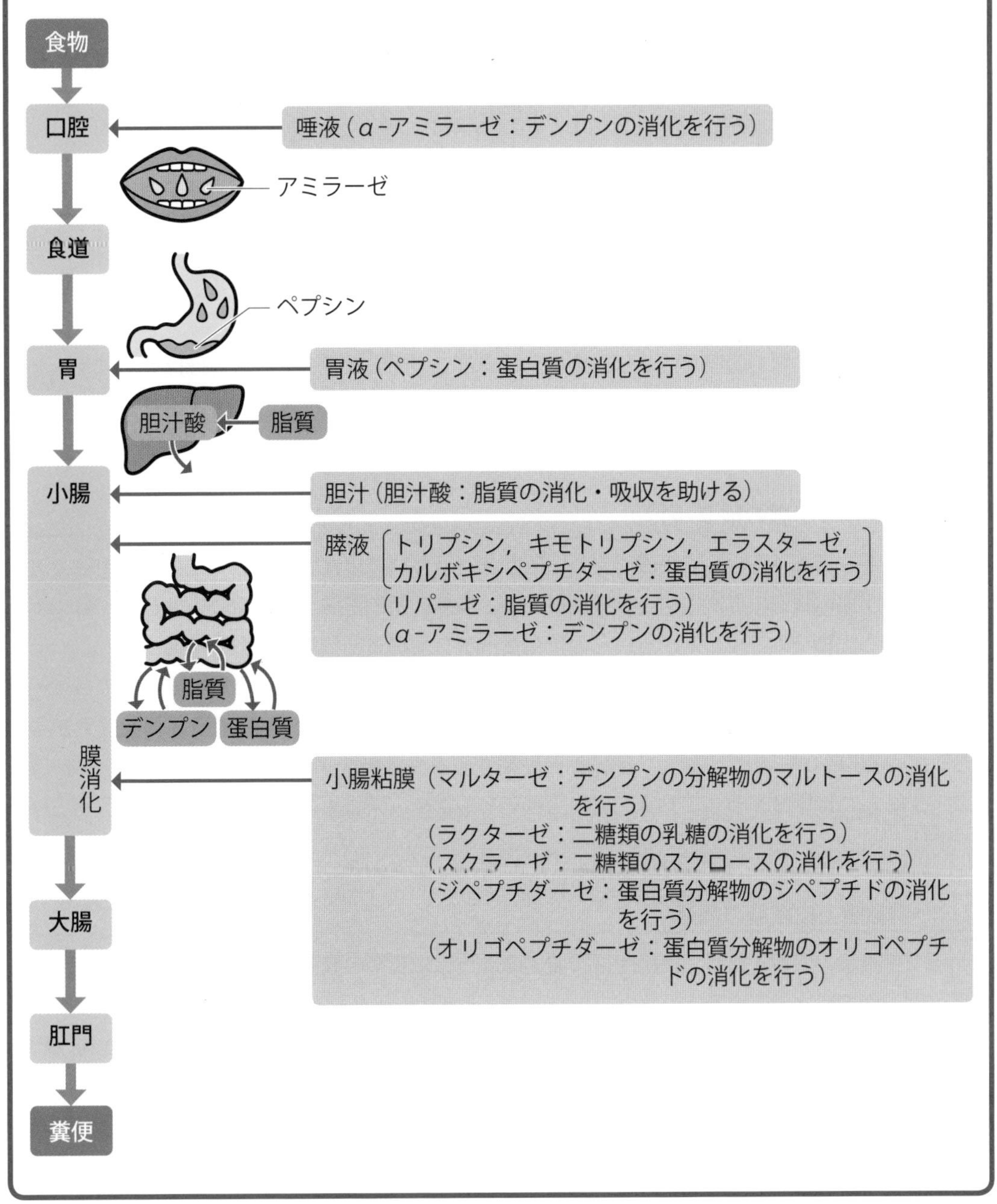

た糖質のうち二糖類を分解する二糖類分解酵素（マルターゼ，スクラーゼ，ラクターゼ）が存在する．

大腸では，水分の吸収とともに腸内細菌による難消化性食物成分の消化が行われる．また，大腸の内容物が徐々に固形化され，S状結腸の内容量が多くなると，蠕動運動によって糞便が直腸に移送される．直腸が糞便により広げられると便意をもよおし，肛門より排出される．　(倉貫早智)

LECTURE 7 - 3

吸収器官

PT・OT 国試出題

POINT

栄養素の多くは，多数のひだと絨毛をもつ小腸粘膜の吸収細胞から吸収される．

1 栄養素の吸収部位（図①）

消化によって小分子に分解された栄養素は，消化管壁から吸収される．ほとんどすべての栄養素は，多数のひだと絨毛をもつ**小腸粘膜**の吸収細胞から吸収される．**胃**ではアルコールだけが吸収され，水分の吸収は主に**大腸**で行われる．

食後約2時間で小腸の吸収が始まり，食後9時間までの間に栄養素の吸収はほぼ完了する．吸収されなかった残渣は大腸に送られて18時間以上とどまり，その間に水分が吸収されるのでしだいに固形の糞便となり，食後24～72時間程度で肛門より排泄される．

2 吸収を行う小腸の構造（図②）

食物を吸収する場は主として**小腸**である．吸収を行うためには表面積の広いことが効果的であることから，小腸の構造には次のような特徴がある．まず，特に空腸上部の管腔内は**ひだ**が多く存在し，管腔内の面積を大きくしている．このひだを形成している粘膜には無数の**絨毛**が密生し，その絨毛の表面は単層の吸収細胞で覆われている．さらに，吸収細胞表面には微細な刷毛状の**微絨毛**が存在することで，吸収面積を著しく増大させている．空腸を単純な管として表面積を計算すると0.33 m^2しかないが，ひだ，絨毛，微絨毛を勘案すると表面積は200 m^2，600倍にもなり，テニスコートの広さに匹敵する．これほど広い面積をもつため，栄養素の吸収を速やかに行うことができる．

3 小腸粘膜上皮細胞の構造

小腸で栄養素の吸収を行う上皮細胞は，前述のように栄養素の**膜消化**も行うところであり，消化と吸収が同時に行われている．

吸収上皮細胞の消化管内腔側面に高さ1 μmの微絨毛が並んでおり，この微絨毛に二糖類水解酵素やジペプチダーゼ等の膜消化にかかわる酵素が存在する．

（倉貫早智）

吸収器官

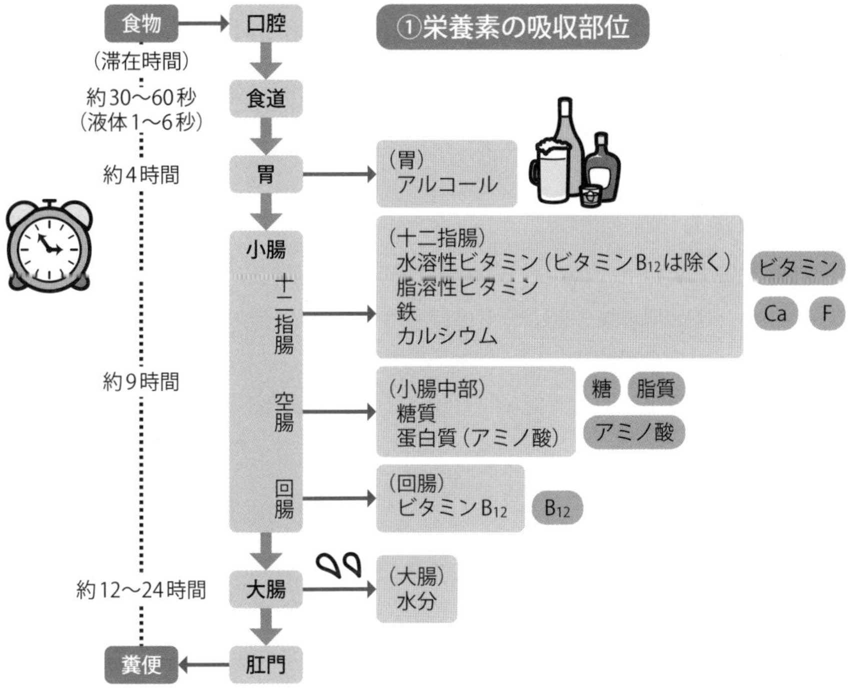

②多くの栄養素を吸収する小腸の構造

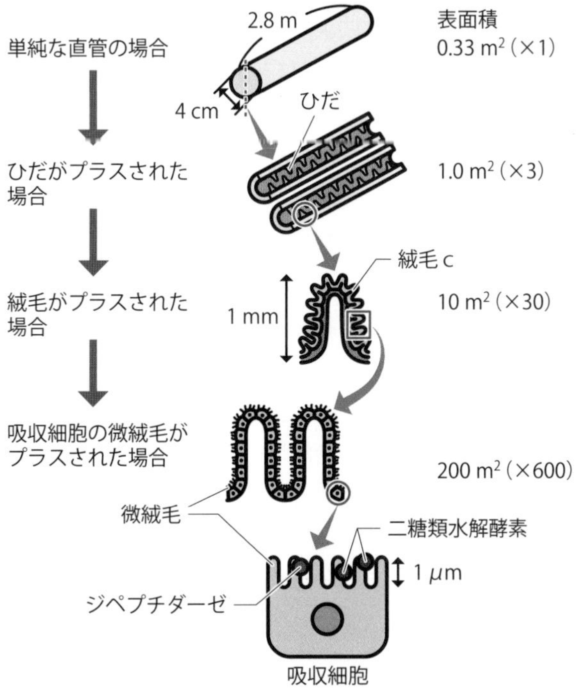

LECTURE 7-4

栄養素の吸収過程

POINT

栄養素が吸収される仕組みには，エネルギーを使わない受動輸送と，エネルギーを使い濃度勾配に逆らって輸送をする能動輸送がある．

1 栄養素の吸収方法（表）

栄養素が吸収されるためには，消化壁を通過しなければならない．吸収の仕組みは大きく2つに分けられる．1つは，高い濃度から低い濃度のほうへと自然に移動するように栄養素を細胞内に取り込む方法であり，これを**受動輸送**という．もう1つは，ポンプを使って水を高いほうへ汲み上げるように，エネルギーを使って濃度の低い消化管内の物質を濃度の高い細胞内へ輸送する方法であり，これを**能動輸送**という．

2 受動輸送と能動輸送（図①）

受動輸送は，エネルギーを必要としない栄養素の吸収方法である．受動輸送には，単純拡散と促進拡散のタイプがある．

単純拡散は細胞内外の濃度勾配に従って栄養素が吸収される最も一般的な方法で，脂溶性物質，無機質，水溶性ビタミン等がこの方法で吸収される．栄養素の吸収が進行し，細胞内外の濃度が等しくなったところで，それ以上の吸収はできなくなってしまう．単純拡散による吸収には，多くの水溶性ビタミン，遊離脂肪酸，無機質（ミネラル）等がある．

促進拡散は，細胞内外の栄養素の濃度差によって吸収される点は単純拡散と同様であるが，吸収に**担体**（蛋白質の運び屋）が必要で，栄養素は担体を介してより速やかに細胞膜を通過し細胞内に取り込まれる．エネルギーは必要としない吸収機構であるが，担体の数には限りがあるため，輸送する栄養素の濃度が高くなると担体が足りなくなり，吸収速度は一定となってしまう．促進拡散による吸収には，単糖のフルクトース（果糖）等がある．

エネルギーを使いながら，濃度の低いほうから高いほうへ濃度勾配に逆らって，積極的な栄養素の吸収を行うのが**能動輸送**である．糖質やアミノ酸の多くはこの方法で輸送される．能動輸送で栄養素が吸収される場合には，担体が必要である．

3 栄養素吸収の流れ（図②）

小腸粘膜上皮に吸収された栄養素は，その溶解性により異なった運搬経路をたどる．単糖類，アミノ酸，無機質，水溶性ビタミン等の水溶性成分や，水と親和性のある短鎖・中鎖脂肪酸は毛細血管から**門脈**へ移行し，肝臓に運ばれる．

長鎖脂肪酸やグリセロールは，コレステロールや脂溶性ビタミン等とともにリポ蛋白質のひとつであるキロミクロンに組み込まれて**リンパ管**に移行し，その後胸管を経て大動脈に入り全身に運ばれる．

（倉貫早智）

栄養素の吸収方法とその流れ

①栄養素の吸収方法

	受動輸送		能動輸送
	単純拡散	促進拡散	
エネルギー	不要	不要	必要
基質濃度	濃度勾配に依存	濃度勾配に依存	濃度勾配に逆行
輸送担体	不要	必要	必要
該当する栄養素	遊離脂肪酸 多くの水溶性ビタミン	フルクトース	グルコース ガラクトース L-アミノ酸 ビタミンB_{12}

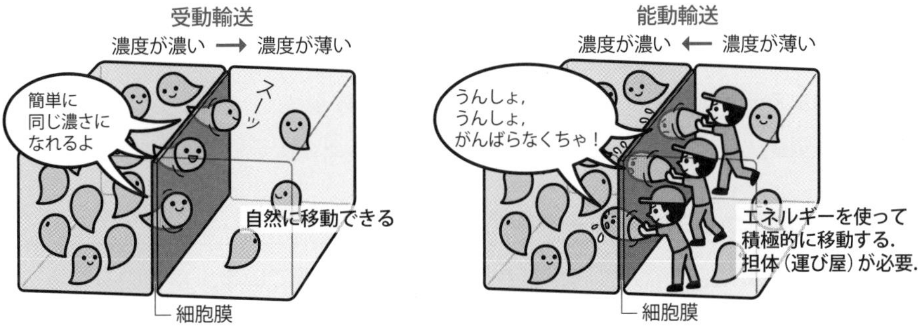

②栄養素吸収の流れ

門脈系コース：水溶性

門脈系（毛細血管→門脈）の
輸送経路

水溶性栄養素
単糖類，アミノ酸
無機質，水溶性ビタミン
短鎖・中鎖脂肪酸

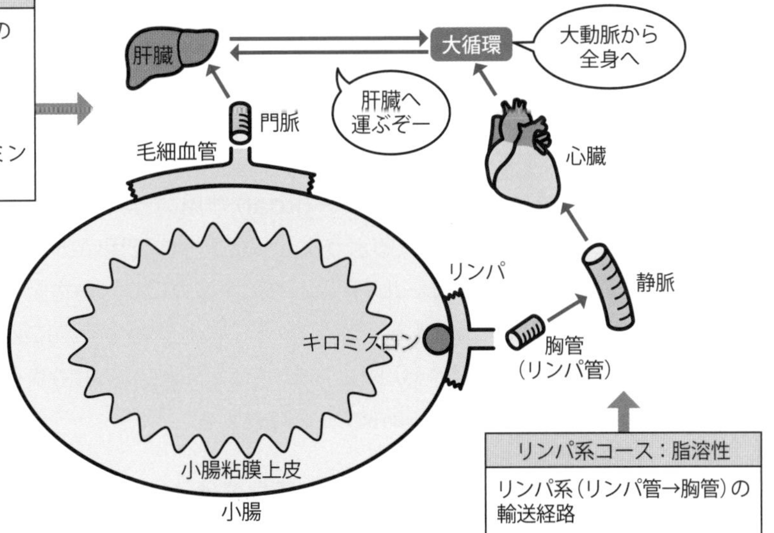

リンパ系コース：脂溶性

リンパ系（リンパ管→胸管）の
輸送経路

脂溶性栄養素
中性脂肪
コレステロール
脂溶性ビタミン　等

LECTURE 8-1 エネルギーとは

POINT

エネルギーは，一般に物体や物体系がもっている仕事をする能力の総称であるが，栄養学では食品の燃焼熱，生物学では生体内で利用される熱量を指す．

1 生物におけるエネルギーの本質はアデノシン三リン酸（ATP）である（図①）

生命現象に伴って私たちの体にはエネルギーの出入りがある．すなわち，物質代謝をエネルギーの側面からみたものが**エネルギー代謝**である．

栄養学では，エネルギーを食品の燃焼熱として指すことが多い．生物においては，生体内で生ずる種々の仕事に利用される熱量のことを**エネルギー**と称している．体内では，食物の有する化学エネルギーを自由エネルギーに変換している．そのエネルギーは高エネルギーリン酸化合物のことで，具体的には**アデノシン三リン酸**※1**（ATP）**のことである．

※1　アデニン（塩基），リボース（五炭糖），3つのリン酸が結合したもの．

2 私たちは食事からエネルギーを得ている

私たちは食事をすることで，食物が有するエネルギーを得ている．食物の有するエネルギーは，主に三大栄養素といわれている糖質※2，脂質，蛋白質のエネルギーによって構成されている．

※2　炭水化物を構成する栄養素のひとつで，炭水化物にはこの他に食物繊維が含まれる．

3 エネルギーの単位：カロリー（cal）からジュール（J）へ（図②）

エネルギーの単位は国際単位系（Le système international d'unités：SI※3）で表記される．十進法を原則とした最も普遍的な単位系である．SIはフランス語に由来するが，これはメートル法がフランスで発案されたという歴史的な経緯による．

食品の有する**熱エネルギーの単位**はカロリー（cal）であるが，実際の食品のエネルギー価を表す場合には1,000倍の値である**キロカロリー（kcal）**が用いられていた．現在，国際的にはMKS単位系である**ジュール（J）**が用いられるようになった．今まで用いられていた1 calは4.184 Jに相当するが，日本では，現在もジュール（J）とともにキロカロリーも併記されることが多い．

1 calとは，1 gの水の温度を14.5℃から15.5℃に上昇させるのに必要なエネルギー量のことで，1 kcal＝4.184 kJ＝4.184×10^7 erg，1 kJ＝0.239 kcalに相当する．

※3　Le Système International d'Unitésはフランス語である．

4 エネルギー係数：1 gあたり，糖質と蛋白質は4 kcal，脂質は9 kcalである（図③）

生体は摂取した食物をすべて消化・吸収することはできない．また，吸収された糖質および脂質は，最終的には完全燃焼して水（H_2O）と二酸化炭素（CO_2）になるが，蛋白質が酸化された後，最終代謝産物として尿素やクレアチニン等の未利用エネルギーは尿中に排泄される．つまり，体内で実際に利用可能なエネルギー（生理的燃焼価）の概算係数を示したものが**アトウォーターの係数**

エネルギーとは

①エネルギー代謝

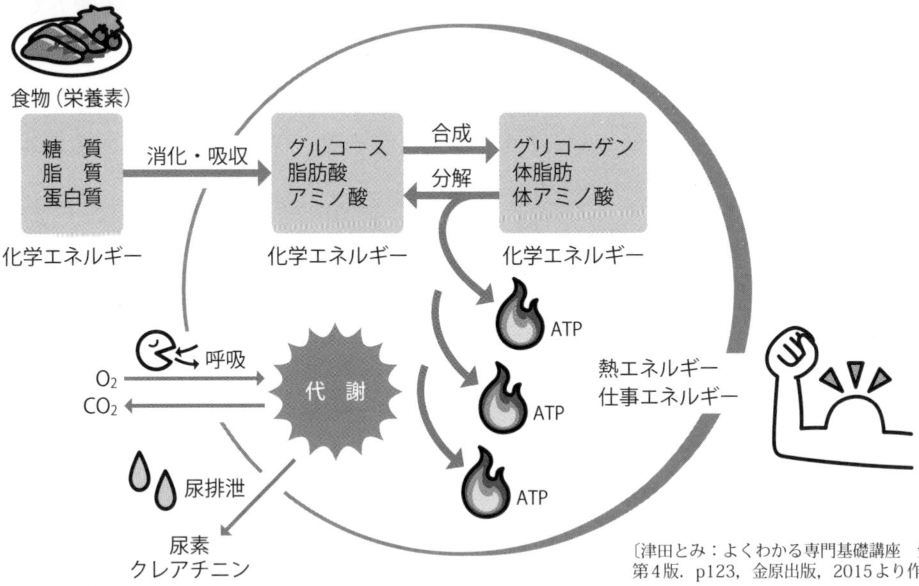

〔津田とみ：よくわかる専門基礎講座　栄養学
第4版．p123，金原出版，2015より作成〕

②エネルギーの単位

国際単位系において，食品エネルギーの単位はカロリー（cal）からジュール（J）へと置き換わっている

1cal≒4.184J　　（※1calは，1gの水を1℃上昇させるエネルギー量）
1kcal≒4.184kJ
0.239kcal≒1kJ

③エネルギー係数

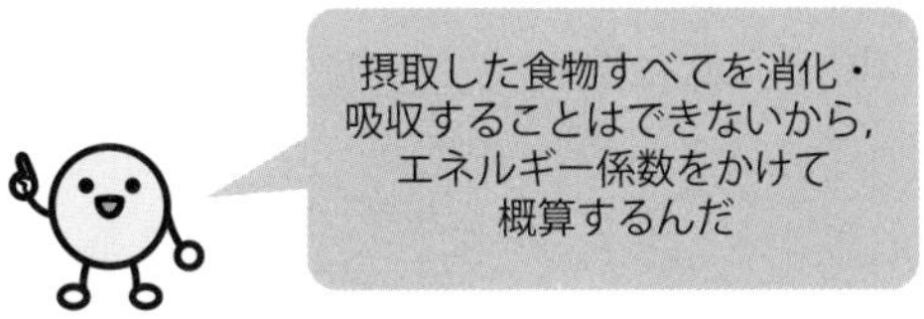

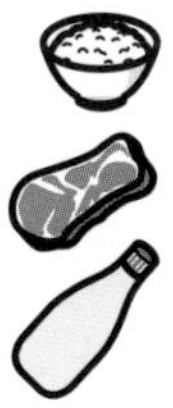

糖質　50g×4kcal＝200kcal
蛋白質　50g×4kcal＝200kcal
脂質　5g×9kcal＝45kcal

実際に生体内で利用可能なエネルギー量
＝200＋200＋45
＝445kcal

(atwater index) とよばれるもので，1gあたり，糖質と蛋白質は4kcal，脂質は9kcalである．

（田中裕二）

LECTURE 8-2

エネルギーの産生

PT・OT 国試出題

POINT

三大栄養素が代謝される過程（解糖系，クエン酸回路，電子伝達系）で，エネルギーが産生される．

1 三大栄養素が代謝される過程（解糖系，クエン酸回路，電子伝達系）で，エネルギーが産生される

エネルギー源として食事からの摂取量が多いものは糖質，脂質，蛋白質であり，**三大栄養素**といわれる．これらが生体内で最終的に水（H_2O）と二酸化炭素（CO_2）にまで代謝される過程で生ずる化学エネルギーは，高エネルギーリン酸化合物であるアデノシン三リン酸（ATP）に蓄えられ，終末代謝産物は体外に排出される（**図①**）．

さまざまな生理的な条件に応じて，糖と脂質がエネルギー産生を分担している．脂質は効率よくエネルギーを産生することから，脂質は糖質代謝に欠くことのできない**ビタミンB_1**の消費を節約し，インスリンの無駄な分泌を制御する特性を有する．脂質は**脂肪酸**と**グリセロール（グリセリン）**に分解され，脂肪酸が**β酸化**によって**アセチルCoA**まで代謝される際にはビタミンB_1は必要ないが，糖質が分解されてピルビン酸からアセチルCoAに変化する際にはビタミンB_1が必要になるからである．

2 エネルギー産生のメイン経路は解糖系，クエン酸回路，電子伝達系である（図①）

小腸で吸収された糖質（単糖類：**ブドウ糖**，果糖等）と蛋白質（アミノ酸，ジペプチド）は**門脈**を経由して肝臓に達する．また，脂質（キロミクロン）は**リンパ管**を経由し，左鎖骨下静脈に開口し，全身の脂肪細胞や脂肪組織に達する．

肝細胞に運ばれた糖質（ブドウ糖：グルコース）は，細胞質で酸素を必要としない**解糖系**（嫌気性解糖系）で**ピルビン酸**，そして**乳酸**にまで分解される．その際に2分子のATPが産生される．また，酸素を利用する解糖系（好気性解糖系）では，ピルビン酸は細胞質から**ミトコンドリア**に入り，ピルビン酸脱水素酵素※1の作用によってアセチルCoAに変化し，**クエン酸回路**，**電子伝達系**を経て，最終的に酸素と結合して水にまで酸化される．この過程において，肝臓や心筋では38分子，骨格筋では36分子のATPが産生される．

脂質（中性脂肪）が分解されて生じた脂肪酸は，β酸化によってアセチルCoAとなり，クエン酸回路に入る．また，蛋白質はアミノ酸に分解され，エネルギー源として利用する場合には，ピルビン酸，アセチルCoA，クエン酸回路の中間代謝産物から糖質代謝経路に入る．

※1 補酵素としてビタミンB_1（チアミン二リン酸）が必要．

3 脳はエネルギー源としてブドウ糖しか利用できない（図②）

脳以外の他の臓器ではブドウ糖以外もエネルギー源として利用できるが，脳はブドウ糖しか利用できない．そのため，ブドウ糖が不足する場合には，乳酸やピルビン酸，糖質に変換し得るアミノ

エネルギー（ATP）の産生

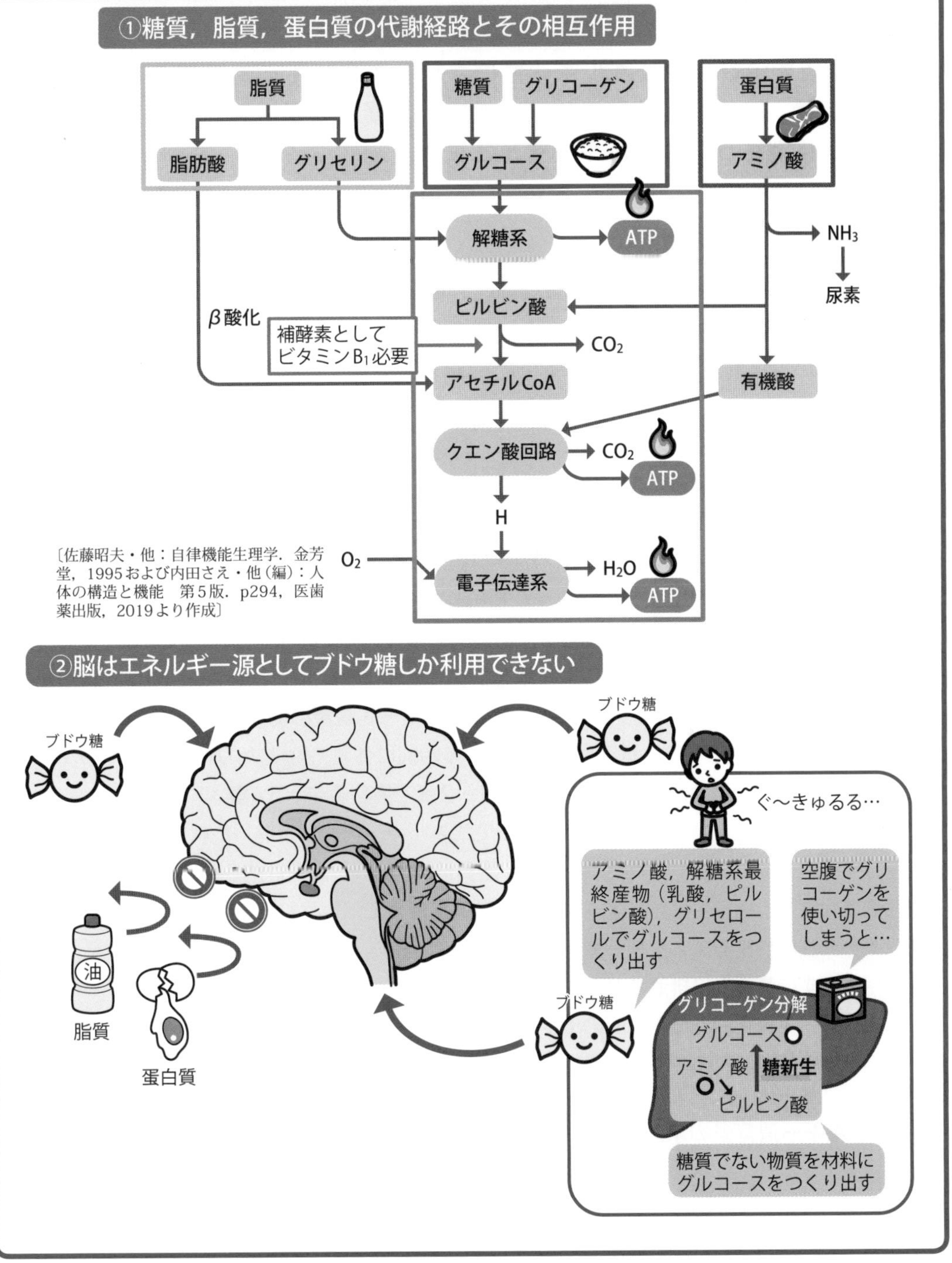

〔佐藤昭夫・他：自律機能生理学．金芳堂，1995および内田さえ・他（編）：人体の構造と機能　第5版．p294，医歯薬出版，2019より作成〕

酸（**糖原性アミノ酸**）からブドウ糖を産生する経路（**糖新生**※2）を経由してブドウ糖が合成される．飢餓状態では，肝臓で産生された**ケトン体**が部分的にブドウ糖の代わりに利用される．

※2　ブドウ糖を合成する経路で，解糖系の逆の経路である（一部は異なる）．

（田中裕二）

LECTURE 8-3

エネルギーの消費

PT・OT 国試出題

POINT

1日の生活で消費するエネルギー量の合計をエネルギー消費量という．主に基礎代謝量，食事誘発性熱産生，活動時代謝量，成長・発達に要するエネルギー量，排泄されるエネルギー量が含まれる．

1 ヒトのエネルギー消費系

食事から摂取したエネルギーは，筋肉の運動，神経活動，腸管の栄養吸収，膵臓の消化酵素の合成・分泌，白血球の食作用等に使用される．大別すると，生体成分の合成，能動輸送（ナトリウムポンプ），筋収縮のエネルギー代謝（細胞運動），細胞内のシグナル伝達の4つに分類できる．

2 エネルギー消費量

1日の生活で消費するエネルギー量の合計を**エネルギー消費量**という．エネルギー消費量には，主に，①基礎代謝量，②食事誘発性熱産生，③活動時代謝量，④成長・発達に要するエネルギー量（小児の場合），⑤利用されずに糞便中に排泄されるエネルギー量，の5種類の代謝量が含まれる（**図①**）．活動の強さや体格によって，個人のエネルギー消費量は異なる（**図②**）．

①基礎代謝量：快適な環境下で，仰臥位，身体的・精神的に安静な覚醒した状態で，生命維持のために消費される必要最小限のエネルギー量を指す．基礎代謝量はエネルギー消費量を算出する基準になるもので，通常の活動状態では1日の総エネルギー消費量の約60％を占める．発熱時にはエネルギー必要量が増加する．基礎代謝量を性・年齢別に体重1kgあたりのエネルギー代謝量で示したものを基礎代謝基準値といい，男女とも1～2歳で最高値を示す（**表③**）．

②食事誘発性熱産生：食事をすることによってエネルギー代謝が亢進した状態を指す．この代謝亢進率は栄養素により異なり，糖質は約6％，脂質は約4％，蛋白質は約30％とされている．

③活動時代謝量：日常生活，労働・家事，運動等に伴って消費されるエネルギー量を指す．

④成長・発達に要するエネルギー量（小児の場合）

⑤利用されずに糞便中に排泄されるエネルギー量

なお，安静・覚醒状態での座位時のエネルギー消費量を**安静時代謝量**という．臥位時よりも筋緊張が増加するので，消費エネルギー量は基礎代謝量よりも増加する．

3 エネルギー消費量の求め方

①直接法：発生した熱量を直接測定する方法である．まず，専用の断熱構造の部屋に被検者が入り，その際に発生する熱を部屋の周囲を循環する水に吸収させ，その水温の差から被検者のエネルギー消費量（発生した熱量）を測定する．

②間接法：呼吸によって一定時間内に消費された酸素量と発生した二酸化炭素量，さらに尿中に排泄された窒素量から，エネルギー消費量を算出する．

③推定法：心拍数，加速度計法，生活時間調査法（タイムスタディ）等から推定する方法である．

エネルギーの消費

①エネルギー消費量

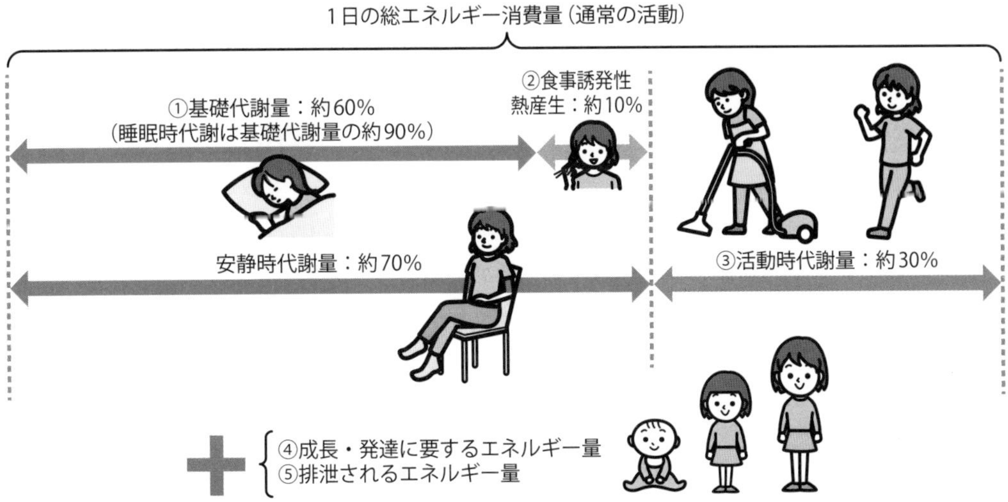

②エネルギー代謝の内訳

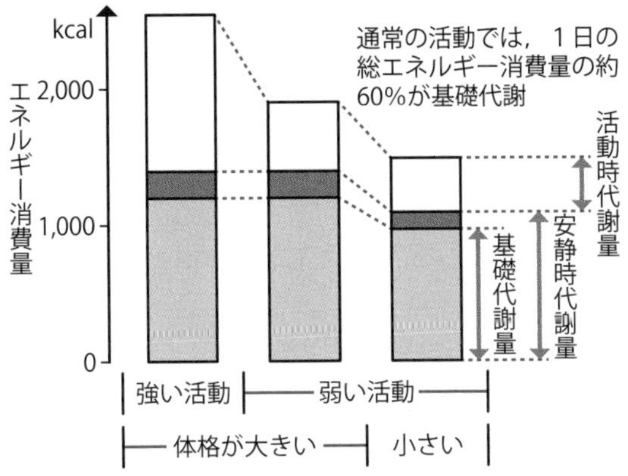

（津田，2015）[1]に一部追加

③性・年齢階級別基礎代謝量

性別	男性		
年齢（歳）	基礎代謝基準値（kcal/kg体重/日）	参照体重（kg）	基礎代謝量（kcal/日）
1〜2	61.0	11.5	700
6〜7	44.3	22.2	980
12〜14	31.0	49.0	1,520
18〜29	23.7	64.5	1,530

性別	女性		
年齢（歳）	基礎代謝基準値（kcal/kg体重/日）	参照体重（kg）	基礎代謝量（kcal/日）
1〜2	59.7	11.0	660
6〜7	41.9	21.9	920
12〜14	29.6	47.5	1,410
18〜29	22.1	50.3	1,110

（厚生労働省，2020）[10]より抜粋

④計算式により算出する方法：ハリス-ベネディクト（Harris-Benedict）の式等を用いる方法である（☞LECTURE13-2）．

（田中裕二）

LECTURE 8 - 4

活動代謝とエネルギー供給

PT・OT
国試出題

POINT

活動代謝とは日常生活，労働あるいは運動に伴うエネルギー代謝のことで，労作代謝または作業代謝ともいう．

1 活動代謝とは，日常生活における身体活動のエネルギー代謝のことである

歩行や家事，スポーツ等，日常生活におけるさまざまな身体活動によって亢進するエネルギー代謝を**活動代謝**という．活動代謝は作業のみに要するエネルギー量で，基礎代謝は含まれない．また，作業開始前は安静臥床状態ではなく，食事を済ませ座位で休息していることが普通であるため，活動代謝は作業時に消費したエネルギーの総量（エネルギー消費量）から座位休息時の消費エネルギー（安静時代謝）を差し引いた量で示される．

2 活動代謝の指標には，エネルギー代謝率やメッツがある

エネルギー代謝率[*1]（relative metabolic rate：RMR）は，安静時のエネルギー消費量を除く活動に要したエネルギー量が基礎代謝量の何倍になるかを示した数値である（**表①**）．**メッツ**（metabolic equivalents：METs）は，さまざまな身体活動時のエネルギー消費量の大きさが，その時間を椅座安静[*2]で過ごしたときの代謝量（安静時代謝量）の何倍になるかを示した数値である．運動指導やリハビリテーション指導の場で広く用いられている．安静座位の酸素摂取量は約3.5 mL/kg/分で，これが1メッツに相当し，1.0 kcal/kg/時と同じである．このことから，運動強度をメッツで表わすと，メッツに体重をかければ1時間のエネルギー消費量を算出できる（**図②**）．

※1　エネルギー代謝率＝（活動時総代謝量－安静時代謝量）/基礎代謝量＝労作代謝量/基礎代謝量

※2　椅子に座って安静にしている状態．

3 過剰なエネルギーはグリコーゲンや中性脂肪として体内に貯蔵される

食物から摂取したエネルギーのうち，過剰な糖質は**グリコーゲン**[*3]として肝臓や筋肉，過剰な脂肪は脂肪組織や脂肪細胞に貯蔵される（**図③**）．グリコーゲンの貯蔵量は肝重量の約5%および筋肉重量の約1%であり，総エネルギー量は1,000～2,000 kcalに相当する．肝グリコーゲンはブドウ糖に変化し，血流を介して種々の細胞でエネルギーとして利用することができるが，筋肉に貯蔵されたグリコーゲンは骨格筋[*4]の筋収縮のエネルギーにしか利用できない．脂肪は肝臓および脂肪組織等に約5 kgが貯蔵され，総エネルギー量は100,000～180,000 kcalに達する．

※3　ブドウ糖の高分子重合化合物．

※4　骨格を動かす筋肉で，組織学的には横紋筋である．

4 身体活動レベルは1日の身体活動の大きさを示したものである

身体活動レベル（physical activity level：PAL）は，1日の総エネルギー消費量が基礎代謝量の何倍になるかを示した数値で，**『日本人の食事摂取基準』**（2005年版）［使用期間：2005年4月～

活動代謝

①主な活動の活動代謝・エネルギー代謝率・メッツ

(厚生労働省，2013)[11]

運動，生活活動の例	メッツ (METs)	エネルギー代謝率 (RMR)
普通歩行（平地，67 m/分，犬を連れて），ボウリング，バレーボール	3.0	2.4
自転車に乗る（16 km/時未満，通勤），卓球，パワーヨガ	4.0	3.6
かなり速歩（平地，107 m/分），野球，サーフィン	5.0	4.8
ゆっくりしたジョギング，スコップで雪かきをする	6.0	6.0
ジョギング，サッカー，スキー	7.0	7.2
サイクリング（約20 km/時），運搬（重い荷物）	8.0	8.4
ランニング（139 m/分）	9.0	9.6
水泳（クロール，69 m/分）	10.0	10.8
ランニング（188 m/分）	11.0	12.0

②エネルギー消費量の比較

(体重50 kgの場合)

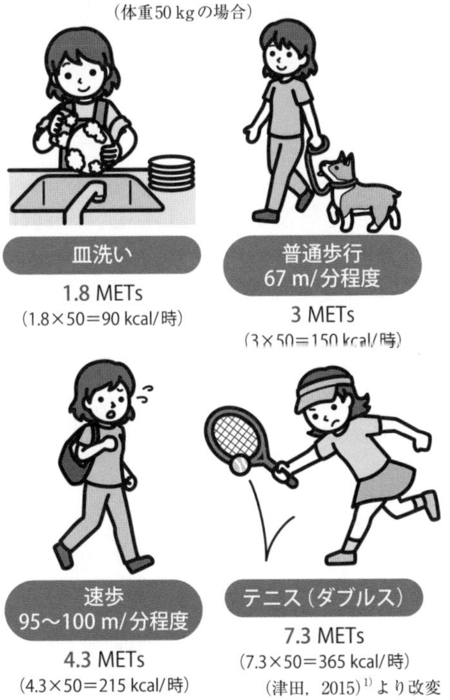

(津田，2015)[1] より改変

③エネルギーの貯蔵

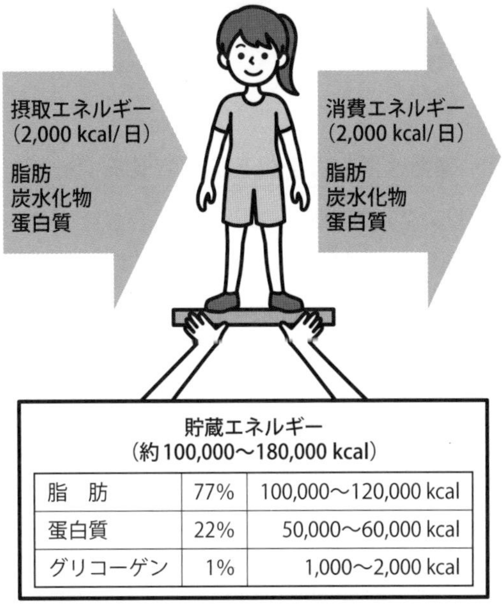

※体重60 kg，体脂肪率25%，非肥満女性

2010年3月］では，低い（Ⅰ）［1.50（代表値）：1.40～1.60（範囲）］，ふつう（Ⅱ）［1.75：1.60～1.90］，高い（Ⅲ）［2.00：1.90～2.20］の3段階に分類されるようになった．それ以前の『第6次改定日本人の栄養所要量』［使用期間：2000年4月～2005年3月］では，低い（Ⅰ）［1.3］，やや低い（Ⅱ）［1.5］，適度（Ⅲ）［1.7］，高い（Ⅳ）［1.9］の4段階に分類されていた．　(田中裕二)

LECTURE 9-1 運動と蛋白質代謝

POINT

運動の主要な組織である筋肉は，主に蛋白質からできている．運動中は蛋白質分解，運動後に蛋白質合成が亢進する．

1 運動の主要な組織は筋肉である

さまざまな運動，日常生活における活動等あらゆる身体活動は，筋肉の収縮によって営まれる．**筋肉**は，筋線維が集まった組織で大部分は蛋白質からできている．**筋線維**は，さらに細い**筋原線維**から構成されており，筋原線維は太いフィラメントと細いフィラメントから成り立っている．**筋収縮**はこの2つのフィラメントが互いに滑り合って重なることで生じる．

2 運動時，蛋白質はエネルギー源として利用される（図①）

運動時は筋肉の**蛋白質分解**が亢進し，それによって生じたアミノ酸の一部はエネルギー源として利用される．その中でも特に必須アミノ酸である**分岐鎖アミノ酸**（BCAA）[※1]の関与が大きいことがわかっている．このことからも，運動をしたときは筋肉の補修という点から十分な蛋白質摂取が重要である．

※1　必須アミノ酸のロイシン，イソロイシン，バリン．

3 運動は蛋白質合成を促進させる（図②）

レジスタンス運動[※2]は，**蛋白質合成**を促進させる刺激として有効である．しかし，一過性の運動ではその効果は小さいので，継続すること，つまりトレーニングを続けることが重要となる．

同時に，運動後できるだけ早いタイミングで蛋白質を摂取することが大切である．インスリンが蛋白質合成を促進させる機能を有することから，同時に糖質を摂ることにより，蛋白質合成が亢進することもわかっている．

すなわち，身体づくりのためには，適度なトレーニングの継続，そして，適切な蛋白質摂取量とその摂取タイミングをうまく組み合わせることが大切となる．

糖質と蛋白質をより多く摂るためには，脂肪の量を減らすことがポイントとなる．そのため，たとえば，脂肪摂取を控えることができる和定食のようなメニューが推奨できる．その他，食材選び（牛ヒレ，白身魚，鳥ささ身等），調理法（焼く，蒸す等）を工夫することも大切となる．

ただし，運動する環境等により，食事を早めに摂るにも限界がある．そこで，運動後でも無理なく口にできる蛋白質や糖質を豊富に含む補食（おにぎり，パン，牛乳，ゆで卵等）を摂ることも有効である．

※2　自分の体重，チューブ，ダンベル等により筋肉に負荷をかけて行う運動をいう．

蛋白質分解と蛋白質合成

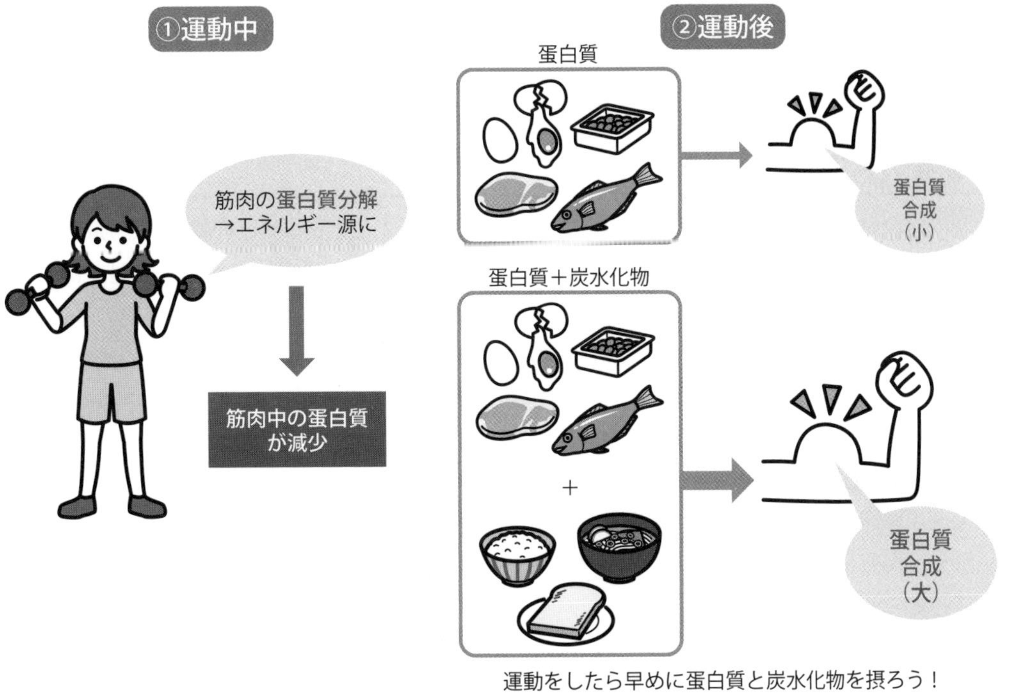

4 1日あたりの蛋白質必要量

一般成人の1日あたりの蛋白質必要量は体重1kgあたり約1gである．スポーツ栄養学の分野では，筋力トレーニング時には体重1kgあたり1.7〜1.8g，持久性トレーニング時には1.2〜1.4gが推奨されているが，現在の日本人の**食事摂取基準**※3による適切な食事習慣を日ごろから実践していれば，その必要量は十分に摂取できる．

※3　厚生労働省が，国民の健康維持・増進を目的として制定したエネルギーおよび栄養素の摂取量の基準．

（藤井久雄）

LECTURE 9－2 運動と脂質代謝

PT・OT
国試出題

POINT

「肥満」は，生活習慣病のリスクファクターである．運動はその予防や改善に効果が大きい．

1 肥満とは

体脂肪が過剰に蓄積された状態を肥満という．体脂肪には，**皮下脂肪**と**内臓脂肪**とがある．特に内臓脂肪の過剰な蓄積と**生活習慣病**の発症には関連があることが知られている．痩せてみえても，体脂肪率が標準よりも高い状態を“隠れ肥満”という．このような体格も生活習慣病のリスクファクターを抱えていることになる．肥満は**エネルギー摂取量**（食事量）がエネルギー消費量を上回ることによって生じる．しかしながら，近年の**国民健康・栄養調査**[※1]によると，エネルギー摂取量は年々減少傾向にあることが報告されており，肥満の原因は過食というより，運動や身体活動の不足によるエネルギー消費量の減少が大いに関与していると考えられる．

肥満度を表す指数として，国際的に広く**BMI（Body Mass Index：体格指数）**が用いられている．なお，BMIは，［体重（kg）］÷［身長（m）の2乗］の式によって算出できる．**表**に，日本肥満学会が公表している**肥満度分類**を示した．

※1　厚生労働省が，国民の健康増進のため，身体や生活習慣の状況，食生活等に関して毎年実施している調査．

2 減量と運動・食事

減量を行うときには，**除脂肪量**[※2]（主に筋肉量）を維持し，体脂肪量のみを減らすことを目指すべきである．そのためには，栄養（食事）および運動を組み合わせたプログラムを作成することがポイントとなる．食事面として，1日の摂取エネルギー量を栄養バランスが崩れないように配慮しながら，エネルギー消費量のマイナス250～500kcal程度に抑えた無理のない食事内容にする．

運動面では，体脂肪量を効率よく減らすために，長時間継続することができるウォーキング，ジョギング，水泳，サイクリング等のような**有酸素運動**[※3]，さらに，除脂肪量が低下しないように，ウエイトトレーニングのような**レジスタンス運動**を運動メニューに取り入れることである（**図**）．減量プログラム中には，定期的に体重や体脂肪率の測定，体調チェックを実施することも減量効果を高めるために必要である．極端な食事制限，短期間で行う急激な減量等，無理なウエイトコントロールを繰り返す（**ウエイトサイクリング**という）と，除脂肪量の減少を招き，そのリバウンドとして体脂肪がつきやすくなるので注意を要する．

※2　全体重で，体脂肪の量を除いた骨格筋，内臓類および骨等の組織が占める重量をいう．
※3　長時間継続可能な軽度または中程度の負荷の運動をいう．

3 運動と「脂質異常症」

脂質代謝とのかかわりが深い疾病を「**脂質異常症**」という．脂質異常症の診断基準として，空腹時採血においてLDLコレステロール140mg/dL以上を「**高LDLコレステロール血症**」，HDLコレ

肥満の予防・改善

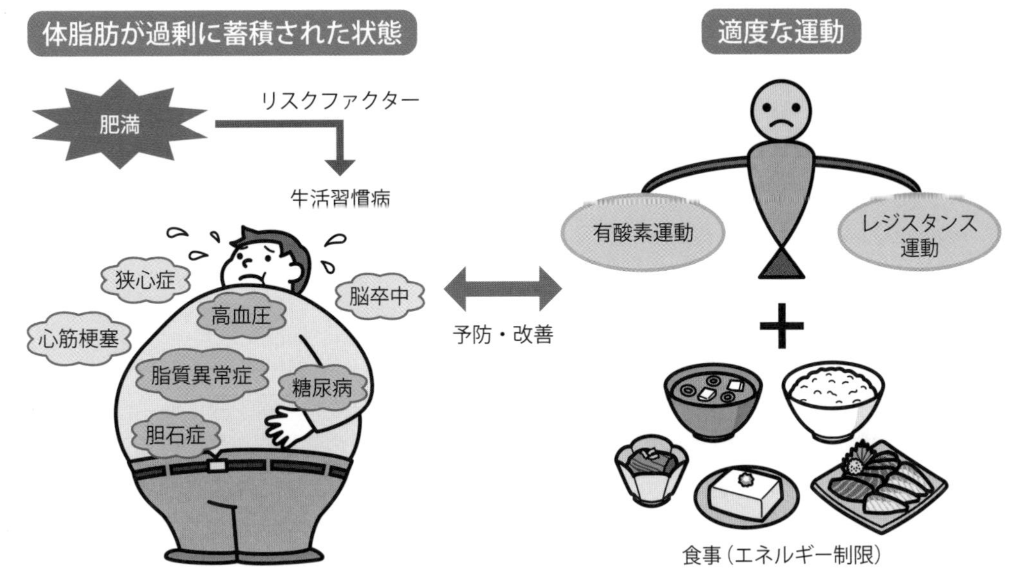

表　肥満度分類

BMI（kg/m^2）	判定		WHO基準
BMI＜18.5	低体重		Underweight
18.5≦BMI＜25	普通体重		Normal range
25≦BMI＜30	肥満（1度）		Pre-obese
30≦BMI＜35	肥満（2度）		Obese class I
35≦BMI＜40	高度肥満	肥満（3度）	Obese class II
40≦BMI		肥満（4度）	Obese class III

〔日本肥満学会（編）：肥満症診療ガイドライン2022．p2，ライフサイエンス出版，2022〕[10]

ステロール40 mg/dL未満を「**低HDLコレステロール血症**」，中性脂肪150 mg/dL以上を「**高トリグリセリド血症**」と細別している．

これまでに，運動は血中のLDLコレステロールおよび中性脂肪を低下させて，逆に血中HDLコレステロールを増加させることが数多く報告されている．有酸素運動中はエネルギー源として糖質と脂質が使われるが，運動継続時間が長くなるほど脂質利用率が増大することから，脂質異常症の予防・改善のためには，有酸素運動を長めに続けることが推奨される．

（藤井久雄）

LECTURE 9 - 3

運動効果を高める食事・栄養摂取

POINT

運動効果を高めるためには，運動・栄養（食事）・休養のバランスが大切となる．第一に，日ごろの食習慣を見直そう．

1 運動・栄養（食事）・休養

運動の効果を高めるためには，理にかなった運動が大切であることはいうまでもない．しかしながら，よりよい運動効果を期待するためには，**運動・栄養（食事）・休養**のバランスを検討することが大切である．

2 日ごろの食習慣を見直そう

運動は，「身体づくり」に大切なものである．「身体づくり」の効果を高めるには，①適切な食事量，②優れた栄養バランスの2点に留意した日ごろの規則正しい食習慣を身につけることである．

1日の適切な食事量とは，**図①**に示すように，**基礎代謝量**[※1]と**活動代謝量**[※2]で消費するエネルギー量の和と一致する．しかしながら，その量を推定することは大変難しいのが現状である．そのため，エネルギー不足・過多にならないように，定期的に体重や体脂肪率の測定を実施し食事量を微調整することが推奨される．

優れた栄養のバランスを知るには，五大栄養素のバランス，また，これらの栄養素が含まれる食品のバランスで考えることができる．栄養の専門家でない限り後者のほうが理解しやすい．日本人であれば，毎食ごとに主食・主菜・副菜・果物・乳製品が揃うメニューを考えて食事を摂る，すなわち「栄養フルコース型」の考え方がよいであろう．

規則正しい食習慣を身につけるためには時間がかかるため，自己管理能力を高めることが不可欠である．

※1　生体が生命を維持するために必要な最低限のエネルギー量．
※2　仕事や運動等，ヒトが生活を営むために必要となるエネルギー量．

3 運動やスポーツの前の食事（図②）

運動前には，まず「十分にエネルギー源の供給をすること」，そして「脱水の予防を心がけること」が大切となる．

「**グリコーゲン・ローディング法**」は，運動・スポーツの前に，意識的に高糖質中心の食事を摂ることにより，体内のグリコーゲン[※3]を十分に補充して，運動中のスタミナ切れを防止する手法である．アスリートは，この方法を試合の3〜4日前から実施することがあるが，一般人でも，スポーツ大会等に参加する当日は，運動前に主食中心の食事や捕食（おにぎり，もち，栄養補助食品等）を摂るとよい．

※3　動物の組織に含まれ，エネルギー源として重要な役割を果たす多糖類．

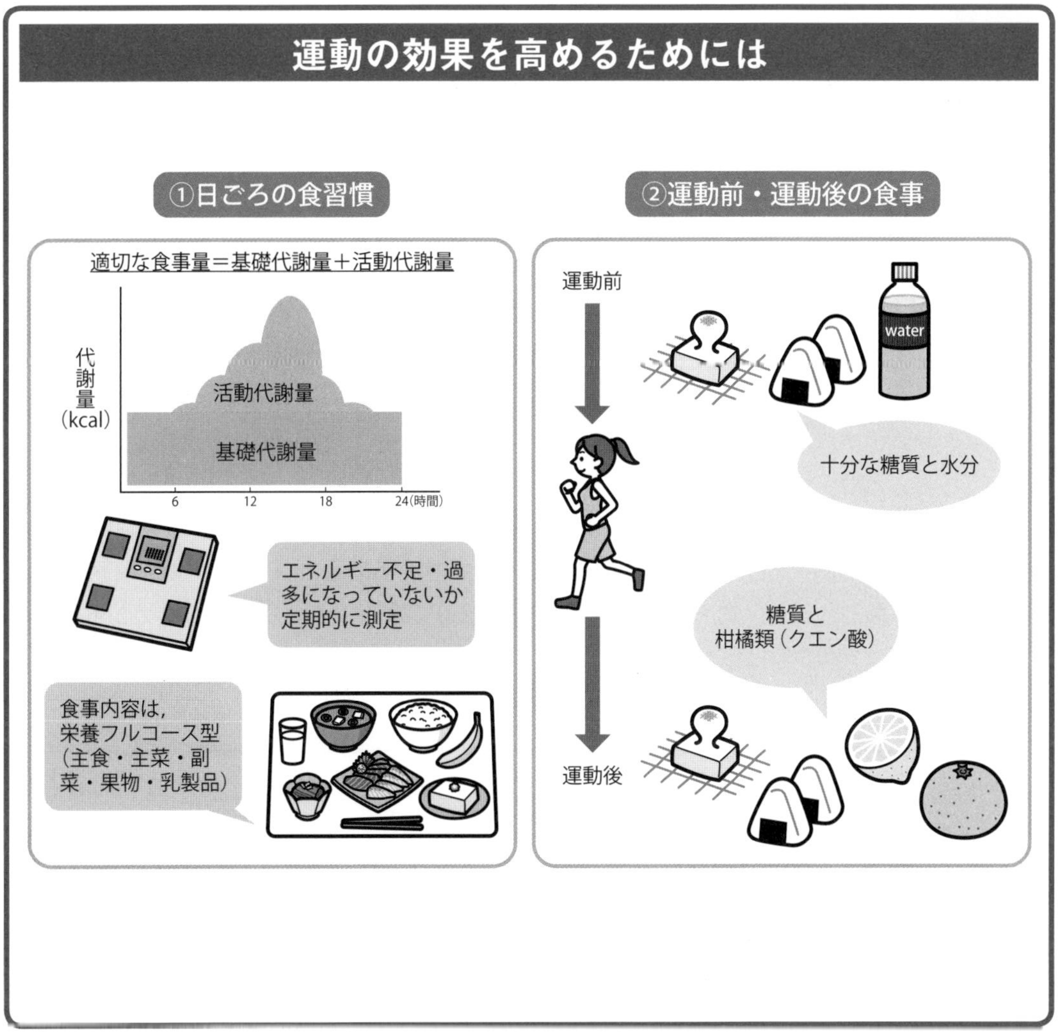

4 運動やスポーツの後の食事（図②）

運動は，筋グリコーゲンを消耗させ，それが疲労の一因となる．したがって，運動後は低下した筋グリコーゲンの再補充のために糖質の摂取は重要となる．この際，レモン等の柑橘類に多く含まれているクエン酸を糖質と一緒に摂るとさらに効果的である．

また，「LECTURE 9-1 運動と蛋白質代謝」において，身体づくりのための蛋白質摂取のタイミングについて記したので参考にしてほしい．

（藤井久雄）

LECTURE 9-4

スポーツと栄養

POINT

スポーツは，3つのエネルギー供給機構によりハイパワー系，ミドルパワー系およびローパワー系の3つに大別される．

1 ハイパワー系，ミドルパワー系およびローパワー系のスポーツ（図）

スポーツ種目の中で，特に運動強度が高く，無酸素性エネルギー供給系によるエネルギー産生の関与が高いスポーツをハイパワー系スポーツという．一方，低・中強度の運動強度で，有酸素性エネルギー供給系の関与が高いスポーツをローパワー系スポーツという．さらに，両者の特徴をもち合わせたミドルパワー系スポーツの3つに大別することがある．

ハイパワー系スポーツとしては，100m走，砲丸投げ，ゴルフやテニスのスイング等がある．**ミドルパワー系スポーツ**としては，200～400m走，100m競泳，スピードスケート（500～1,500m）等がある．また，**ローパワー系スポーツ**としては，マラソン，クロスカントリースキー，サイクリング等が挙げられる．

2 生体内のエネルギー源：ATP

生体内において，直接的なエネルギー源となるのが，**高エネルギーリン酸**である**ATP**（adenosine 5'-triphosphate）である．筋収縮時，ATPが無機リン酸とADP（adenosine 5'-diphosphate）に分解されるときに生じる化学的エネルギーが利用される．

3 運動と3つのエネルギー供給機構の関係（表）

運動を続けるためには，消費した分を補うためにATPを再合成する必要がある．この供給系は，大別すると無酸素性エネルギー供給系と有酸素性エネルギー供給系となり，さらに無酸素性エネルギー供給系は，ATP-CP系と乳酸系に分けることができる．

ATP-CP系は，無酸素的に細胞内の細胞質に局在するクレアチンリン酸の分解によりATPを再合成する．クレアチンリン酸量[※1]が細胞内に大変少ないため，この供給系は約10秒前後で疲労困憊するような強度の強い運動に働くことになる．

乳酸系は，主に細胞内グリコーゲンが利用され，無酸素的に最終代謝産物として乳酸を産生しながらATPの再合成をする．乳酸の蓄積に伴ってATPの再合成が抑制されるため，この供給系は，約1～3分間ほどで疲労困憊に至るような運動に関与する．

有酸素系は，有酸素的に生体内の血液や組織の中に貯蔵されている糖質や脂肪が二酸化炭素と水に分解される過程でATPの再合成をする．無酸素性エネルギー供給系に比べ，長時間にわたる低～中強度の運動におけるエネルギー供給が可能となる．20分以上の有酸素運動では，脂質より**糖質**が利用される．

※1　生体内において筋収縮のためのエネルギー貯蔵の役割をする物質．

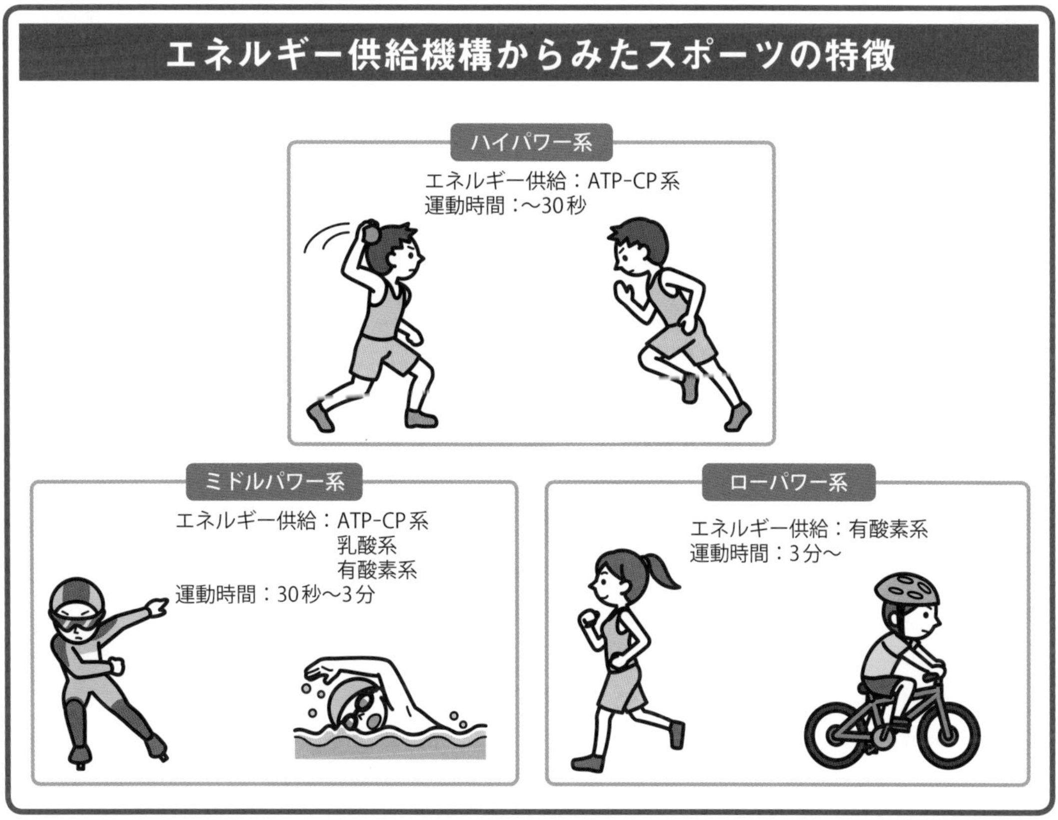

表　エネルギー供給機構の一般的特徴

ATP-CP系エネルギー供給	乳酸系エネルギー供給	有酸素系エネルギー供給
無酸素性 スピード：非常に速い 化学燃料：CP（クレアチンリン酸） 非常に限られた量のATP生成 筋貯蔵量は限定 運動：スプリント走，他の高パワーの短時間運動	無酸素性 スピード：速い 食物燃料：糖質 限定された量のATPの生成 副産物の乳酸の生成 運動：1〜3分間ほどの運動	有酸素性 スピード：遅い 食物燃料：糖質，脂質，蛋白質 無制限な量のATPの生成 疲労物質を生成しない 運動：持久走や長時間の運動

（Edward，1988）[15]

4 スポーツと栄養補助食品（サプリメント）

現在，さまざまな競技レベルのアスリート，さらに健康づくりを目的とした愛好家までもが**栄養補助食品**（**サプリメント**）を服用している．しかし，サプリメントの服用は本来，毎日の食事からでは摂取が不十分と考えられる栄養素を補うことが目的である．したがって，日ごろから食生活を改善するように努め，それでも不足しがちな栄養素に限ってサプリメントを利用して補うべきである．

（藤井久雄）

LECTURE 10 - 1

リハビリテーション栄養の概念

PT・OT 国試出題

POINT

リハ栄養とは，リハが必要な患者に対してICFに基づいて評価を行い，リハからみた栄養管理，および栄養からみたリハを行っていくことである．

1 リハビリテーション栄養とは

リハ栄養 (**図①**) とは，**国際生活機能分類** (International Classification of Functioning, Disability and Health：**ICF**) による全人的評価と栄養障害・サルコペニア・栄養素摂取の過不足の有無と原因の評価，診断，ゴール設定を行ったうえで，障害者やフレイル高齢者の栄養状態・サルコペニア・栄養素摂取・フレイルを改善し，機能・活動・参加，QOL (Quality of Life：生活の質) を最大限高める「リハからみた栄養管理」や「栄養からみたリハ」である[1]．栄養障害を認める患者では，リハと栄養管理を併用することで，より機能改善を期待できる．

ICFとは，生活機能を**図②**に示すように6つの概念に分類して全人的に評価するツールである．ICFの心身機能の中には，栄養関連の項目が含まれている．つまり，栄養状態も含めて評価することが，本来のICFの姿である．栄養状態が，活動 (課題や行為の個人による遂行) や参加 (生活・人生場面へのかかわり) に影響をきたすこともある．**図②**にICFによる評価例を示す．

2 リハビリテーションを必要とする患者に必要な栄養

リハを必要とする患者の中には栄養状態が良好な患者もいれば，とりあえずベッド上安静，とりあえず禁食，1日300kcal程度の末梢静脈栄養のみで入院生活を送っているような患者も見受けられる．これらの患者に対して運動負荷量は同じでよいだろうか．

栄養状態のよい患者であれば，適切な運動負荷をかけることで筋力強化が期待され，望まれるようなリハの効果がみられるであろう．それに対して栄養状態の不良な患者では，負荷が増すことで摂取エネルギーよりも消費エネルギーのほうが増してしまい，結果として筋力低下を引き起こし，リハ自体が機能低下を引き起こす要因となり得る．

リハを行ううえでは，患者の栄養状態を把握し，必要であれば適切な栄養介入を併用することが重要である．

3 リハビリテーション栄養の重要な対象：フレイルとサルコペニア

フレイルは加齢により健康障害を起こしやすい脆弱な状態を意味し，高齢者の中核症状として老年医学の重要な概念である (**表③**)．サルコペニアと関連がある．

サルコペニアとは進行性，全身性に認める筋肉量減少と筋力低下であり，身体機能障害，QOL低下をきたす (**図④**)．

リハ栄養管理の主な内容は，低栄養や不適切な栄養管理下におけるリハのリスク管理，リハの時間と負荷が増加した状況での適切な栄養管理，筋力・持久力等のさらなる改善の3つである．

(津戸佐季子・若林秀隆)

リハビリテーション栄養とは

①リハビリテーション栄養

ICFによる評価 → 診断 → ゴール設定 → ・リハビリテーションからみた栄養管理 ・栄養からみたリハビリテーション → 栄養状態，サルコペニア，栄養素摂取，フレイルの改善 → 機能・活動・参加，QOLを最大限に高める

- 全人的評価
- 栄養障害
- サルコペニア
- 栄養摂取の過不足

②ICFによる評価例

健康状態
例：大腿骨頸部骨折
フレイル高齢者

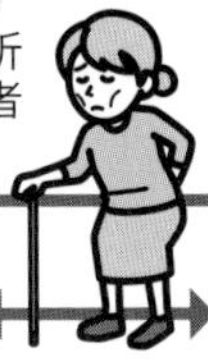

心身機能・身体構造 ↔ **活動** ↔ **参加**

心身機能・身体構造：筋力低下
摂食嚥下障害

活動：歩数制限

参加：家庭復帰困難
趣味活動制限

環境因子
夫と2人暮らし
2階に居室
布団生活

個人因子
80歳女性
偏食

③フレイル診断基準（改訂版J-CHS基準）

項目	評価基準
体重減少	6か月で，2kg以上の（意図しない）体重減少（基本チェックリスト#11）
筋力低下	握力：男性＜28kg，女性＜18kg
疲労感	（ここ2週間）わけもなく疲れたような感じがする（基本チェックリスト#25）
歩行速度	通常歩行速度＜1.0m/秒
身体活動	①軽い運動・体操をしていますか？ ②定期的な運動・スポーツをしていますか？ 上記の2つのいずれも「週に1回もしていない」と回答

【判定基準】
3項目以上に該当：フレイル，1～2項目に該当：プレフレイル，該当なし：ロバスト（健常）
（Satake S, Arai H：Geriatr Gerontol Int. 20（10）：992-993, 2020）
＊基本チェックリスト：厚生労働省が介護予防のために作成した25項目の質問票

④サルコペニア診断基準（AWG2019基準）

一般の診療所や地域

症例の抽出

下腿周囲長：男性＜34cm　女性＜33cm
SARC-F≧4　SARC-Calf≧11

＊SARC-F質問票：
質問1. 4.5 kgくらいのものを持ち上げたり運んだりするのはどのくらいむずかしいですか？
まったくむずかしくない：0点
いくらかむずかしい：1点　とてもむずかしい，または，できない：2点
質問2. 部屋の中を歩くことはどのくらいむずかしいですか？
まったくむずかしくない：0点
いくらかむずかしい：1点 とてもむずかしい，杖などが必要，または，できない：2点
質問3. ベッドや椅子から立ち上がることはどのくらいむずかしいですか？
まったくむずかしくない：0点
いくらかむずかしい：1点 とてもむずかしい，または，介助が必要：2点
質問4. 10段くらいの階段をのぼることはどのくらいむずかしいですか？
まったくむずかしくない：0点
いくらかむずかしい：1点 とてもむずかしい，または，できない：2点
質問5. 過去1年間に何回程度転びましたか？
まったくない：0点　1－3回：1点　4回以上：2点

＊SARC-Calf：下腿周囲長とSARC-Fを組み合わせた指標で下腿周囲長がカットオフ値の場合にスコアを10追加して評価する

↓

アセスメント

握力：男性＜28kg　女性＜18kg
or 身体機能：5回椅子立ち上がり≧12秒

↓

サルコペニア（可能性あり） → 設備の整った施設のアセスメントへ

↓

介入

設備の整った施設

症例の抽出

機能低下や機能障害，意図しない体重減少
抑うつ気分，認知機能障害，繰り返す転倒，栄養障害
慢性疾患（心不全，COPD，糖尿病，慢性腎臓病など）

下腿周囲長：男性＜34cm　女性＜33cm
SARC-F≧4　SARC-Calf≧11

↓

アセスメント

握力：男性＜28ｋｇ　女性＜18kg

身体機能：6m歩行速度＜1m/秒
or 5回椅子立ち上がり≧12秒
or SPPB≦9

骨格筋量
DXA（男性＜7.0kg/m^2，女性＜5.4kg/m^2）
BIA（男性＜7.0kg/m^2，女性＜5.7kg/m^2）

↓

サルコペニア
低骨格筋量＋低筋力
または低骨格筋量＋低身体機能

重症サルコペニア
低骨格筋量＋低筋力＋低身体機能

LECTURE 10 - 2

リハビリテーションと栄養の関連性

POINT

栄養障害を認める患者には，リハと栄養管理を併用することによりADLやQOLのさらなる向上を期待できるため，リハ栄養の考え方が有用である．

1 栄養と運動を併用する効果

リハを必要とする患者は，ADL（Activities of Daily Living：日常生活活動）に加え，リハ，筋緊張亢進や不随意運動，外傷や炎症等の侵襲によるエネルギー消費等，さまざまなエネルギーを必要とするため**エネルギー不足**に陥りやすい．

それに加えてリハ患者の多くは**低栄養**や**サルコペニア**を合併している．低栄養によって筋力や持久力が低下している患者に，栄養状態を考慮せずに筋力増強運動等のレジスタンス運動や持久力増強運動を行うと，栄養状態が悪化し，かえって筋力や持久力の低下をきたすことがある．逆に積極的な栄養介入のみを行っても，運動を併用しなければ体脂肪量が増加し，結果としてADL低下をきたし，活動・参加・QOLの低下を招いてしまうことがある．

それに対して，**適切な栄養介入**のもと**レジスタンス運動**等を行うことで，筋蛋白合成系がより活性され，骨格筋量が増大する（**図①**）[2]．また筋力も強化され，積極的な運動介入を行っていくことで，活動・参加・QOLの改善につながる．

2 ADLとQOLに及ぼす効果（図②）

①大腿骨頸部骨折に対する効果

LECTURE 10-1の図②に示したICFの評価例の**大腿骨頸部骨折**では，栄養介入により栄養状態の改善や術後の合併症の減少，筋力や活動レベルの改善，QOLの改善等，リハのアウトカム改善に効果がある[3]．『リハ栄養診療ガイドライン2018』においても，リハを実施している65歳以上の大腿骨近位部骨折の患者において，死亡率および合併症発症率の低下やADLおよび筋力の改善を目的として，術後早期からのリハと併用して強化型栄養療法を行うことを弱く推奨している（弱い推奨/エビデンスの確実性：低い）[4]．

②サルコペニアに対する効果

サルコペニアに対しては運動介入および栄養介入が有用であるとされ，特に両者の併用介入が最も効果的であるとされる．運動介入としてはレジスタンス運動が，栄養介入としては蛋白質摂取が有用とされている[5]．『サルコペニア診療ガイドライン2017年版』でも，サルコペニアを有する人へのレジスタンス運動を含む包括的運動介入と栄養療法による介入は，単独介入に比べサルコペニアの改善に有効であり，推奨される（エビデンスレベル：非常に低，推奨レベル：弱）[6]．

③分岐鎖アミノ酸と中鎖脂肪酸油による効果

蛋白質の構成成分であるアミノ酸には，体内で合成できない必須アミノ酸があり，その中でも**分岐鎖アミノ酸（BCAA）**とリハの併用による筋肉量とADLの改善効果が認められている（**図②**）[3]．

脂質は蛋白質や糖質の2倍以上の9kcal/gというエネルギー値を有し，重要なエネルギー源と

リハビリテーションと栄養の関連性

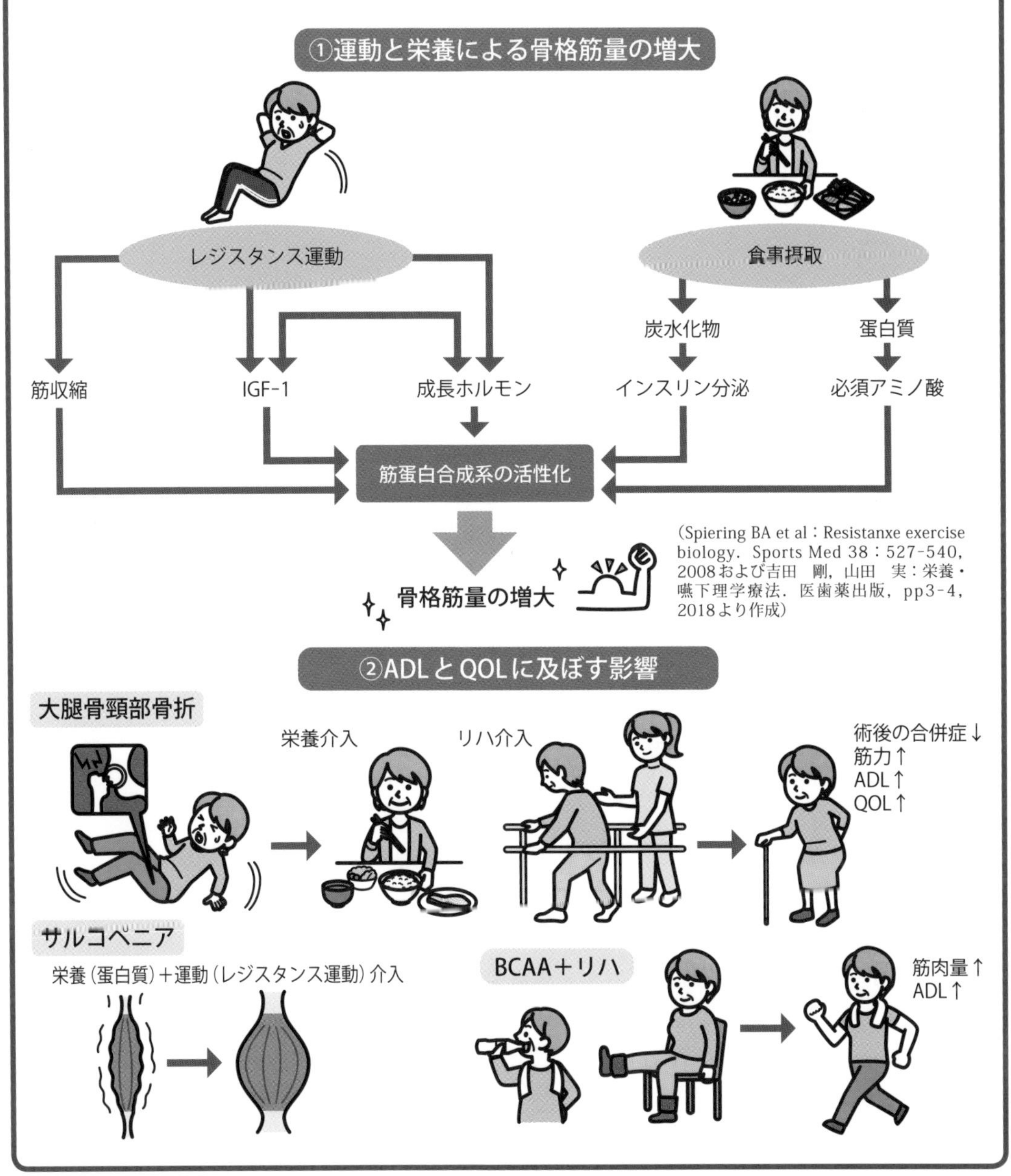

（Spiering BA et al：Resistanxe exercise biology．Sports Med 38：527-540，2008および吉田　剛，山田　実：栄養・嚥下理学療法．医歯薬出版，pp3-4，2018より作成）

して注目されている．中でも最近では，速やかに代謝され蓄積しにくい**中鎖脂肪酸油**（medium-chain triglyceride：MCT）を，エネルギーを必要とする患者へ活用するケースが増えている[7]．

このようにリハを行う際には，その患者の栄養状態を把握し，適切な栄養介入と運動介入を併用することで，**ADL，QOLの改善**が期待できる．

（津戸佐季子・若林秀隆））

LECTURE 10 - 3

リハビリテーション栄養ケアプロセス

POINT

質の高いリハ栄養の実践には，多面的な評価と診断，的確なゴール設定，モニタリングして再評価までの5段階からなるリハ栄養ケアプロセスが有用である.

リハ栄養ケアプロセスとは，障害者やフレイル高齢者の栄養状態・サルコペニア・栄養素摂取・フレイルに関連する問題に対して，質の高いリハ栄養ケアを行うための体系的な問題解決手法である[3]．リハ栄養ケアプロセスは，以下の5段階で構成されている（**図①**）.

①**リハ栄養アセスメント・診断推論**：ICFによる全人的評価，フレイル，栄養障害，サルコペニア，栄養素摂取の評価・推論.

病歴，障害・フレイルの原疾患の評価以外にも，リハ栄養的問題点の原因となる疾患や，リハ栄養的問題点によって発生・増悪する疾患についても評価する.

診断推論は，分析的アプローチとパターン認識に分類できる．**分析的アプローチ**とは，仮説形成と仮説検証を繰り返して診断を考えていく過程で，鑑別診断リストを作成してその可能性（確率）を吟味していく作業である．これには有症割合や検査後確率等が必要になるが，リハ栄養診断の中には，まだ不明なものが多い.

それに対して，**パターン認識**は過去の経験に基づき直感的に診断を下す方法で，たとえばLECTURE 10-1の図②に示した大腿骨頸部骨折の80歳の女性では，高齢，るいそう，骨折による安静からサルコペニアというリハ栄養診断を疑い，Asian Working Group for Sarcopenia（AWGS）2019によるサルコペニアの基準等によって，リハ栄養診断の確定につなげていくアプローチである.

理想としては分析的アプローチが望ましいが，現時点ではパターン認識的アプローチのほうが実践しやすい.

②**リハ栄養診断**：栄養障害，サルコペニア，栄養素摂取の過不足についての診断.

表②のように14項目から構成され，診断が複数になることもあるが，あまり多いと問題の焦点がずれてしまうため，多くても3項目に絞ることが望ましい.

③**リハ栄養ゴール設定**：仮説思考でリハや栄養管理のSMART（**S**pecific：具体的，**M**easurable：測定可能，**A**chievable：達成可能，**R**elevant：切実・重要，**T**ime-bound：期限が明確）なゴール設定を行う．たとえば"1か月で2kgの体重増加"は，比較的SMARTなゴールである.

④**リハ栄養介入**：「リハからみた栄養管理」「栄養からみたリハ」の計画・実施.

リハからみた栄養管理とは，ICFを考慮したうえで，栄養状態・サルコペニアを改善し，機能・活動・参加，QOLを最大限高める栄養管理である.

それに対して栄養からみたリハとは，栄養状態・サルコペニアを改善し，機能・活動，参加，QOLを最大限高めるリハである.

⑤**リハ栄養モニタリング**：リハ栄養の視点で栄養状態やICF（機能・活動・参加），QOLの評価.

リハ栄養介入の効果判定を行い，現在の介入を継続するか否かを判断し，必要であればリハ栄養アセスメント・診断推論から再度行い，リハ栄養プランの変更を行う．1周で終わりではなく，何周もリハ栄養ケアプロセスのサイクルを回すことで，より質の高いリハ栄養を実践できる.

リハビリテーション栄養ケアプロセス

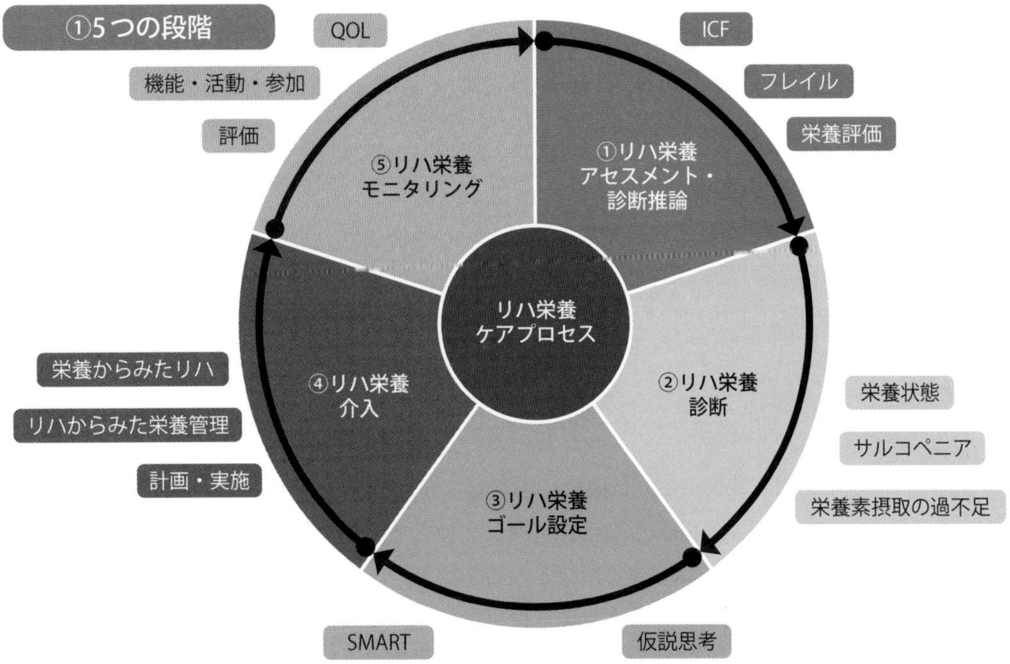

②リハビリテーション栄養診断の項目

Ⅰ．栄養障害
低栄養：飢餓，侵襲，悪液質
過栄養：エネルギー摂取過剰，エネルギー消費不足，疾患
栄養障害のリスク状態：低栄養，過栄養
栄養素の不足状態
栄養素の過剰状態

Ⅱ．サルコペニア
あり：加齢，活動，栄養，疾患
筋肉量のみ低下：加齢，活動，栄養，疾患
筋力and/or　身体機能のみ低下：加齢，活動，栄養，疾患
低下なし

Ⅲ．栄養素摂取の過不足
栄養素の摂取不足
栄養素の摂取過剰
栄養素摂取不足の予測
栄養素摂取過剰の予測
なし

（栢下　淳，若林秀隆：リハビリテーションに役立つ栄養学の基礎　第3版．pp7-8，医歯薬出版，2023より作成）

（津戸佐季子・若林秀隆）

LECTURE 10 - 4 リハビリテーション栄養における多職種連携

POINT

効果的なリハ栄養の実践のためには，各々の専門職の垣根を超えたかかわり，多職種連携が必要不可欠である．

1 チームアプローチの形態（図①〜③）

リハ医療はチーム医療であり，リハ栄養を実施している医療チームは**リハNST**（Rehabilitation Nutrition Support Team）[8]といい，医師，管理栄養士，理学療法士（PT），作業療法士（OT），言語聴覚士（ST），看護師，薬剤師，歯科医師，歯科衛生士等多職種連携によるチーム医療が必須である．

多職種連携によるチームアプローチの形態としては，次の3つがあり，リハNSTでは多職種連携型か超職種型が望ましい[8]．

①超職種型：（Transdisciplinary Team，相互乗り入れチーム）（図①）

各職種の業務の境界が不明瞭であり職種の壁を超えること，何職種のチームであっても必要な領域はすべてカバーして，多職種間の相互乗り入れで治療を行う．

そこに存在する職種で役割を担当するため，状況に応じてその役割が変動する．

②多職種連携型：（Interdisciplinary Team，相互関係チーム）（図②）

通常のリハチームにみられるチーム医療の形態である．

職種間で定期的なコミュニケーションが行われ，多職種間の横のつながりがある．①と同様に医療者の個々の役割・機能は決まっている．患者の状態に合わせて，対応する職種が決まる．

③多職種参加型：（Multidisciplinary Team，多職種チーム）（図③）

総合病院における各科の関係のようなものである．

医師と他の職種との間で情報交換や協調を行うが，職種間の横の意見交換が少ない．主治医の責任が明確であり，運営は効率的である．医療者の個々の役割・機能は決まっている．

2 リハビリテーション栄養に最もふさわしい「超職種型チームアプローチ」

チームアプローチには，超職種型，多職種連携型，多職種参加型の3つの形態があるが，リハ栄養において最も望ましいかかわり方とされているのが，**超職種型**のチームアプローチ（Transdisciplinary Team）である．職種横断的アプローチであり，医療提供者側のもつ人的医療資源を有効に組み合わせ，患者のニーズに応える，いわばneeds orientedなチーム医療の形態である[9]．この形態は包括的治療を行う場合に有効といわれている．

たとえば，摂食嚥下障害に対しては，超職種型での対応がしばしば行われている．最初はSTが注意深く直接的嚥下訓練を行い，安定した時点で看護師や介護福祉士，歯科衛生士，家族等へ指導を行う．このようにSTのみが嚥下訓練を行うのではなく，医療提供者側がチーム形態を変えることで欠損している職種の機能を代償することが求められる．

リハ栄養介入は多職種連携によって実施されるため，リハ栄養ケアプロセスを構成する5段階の

リハビリテーション栄養における多職種連携

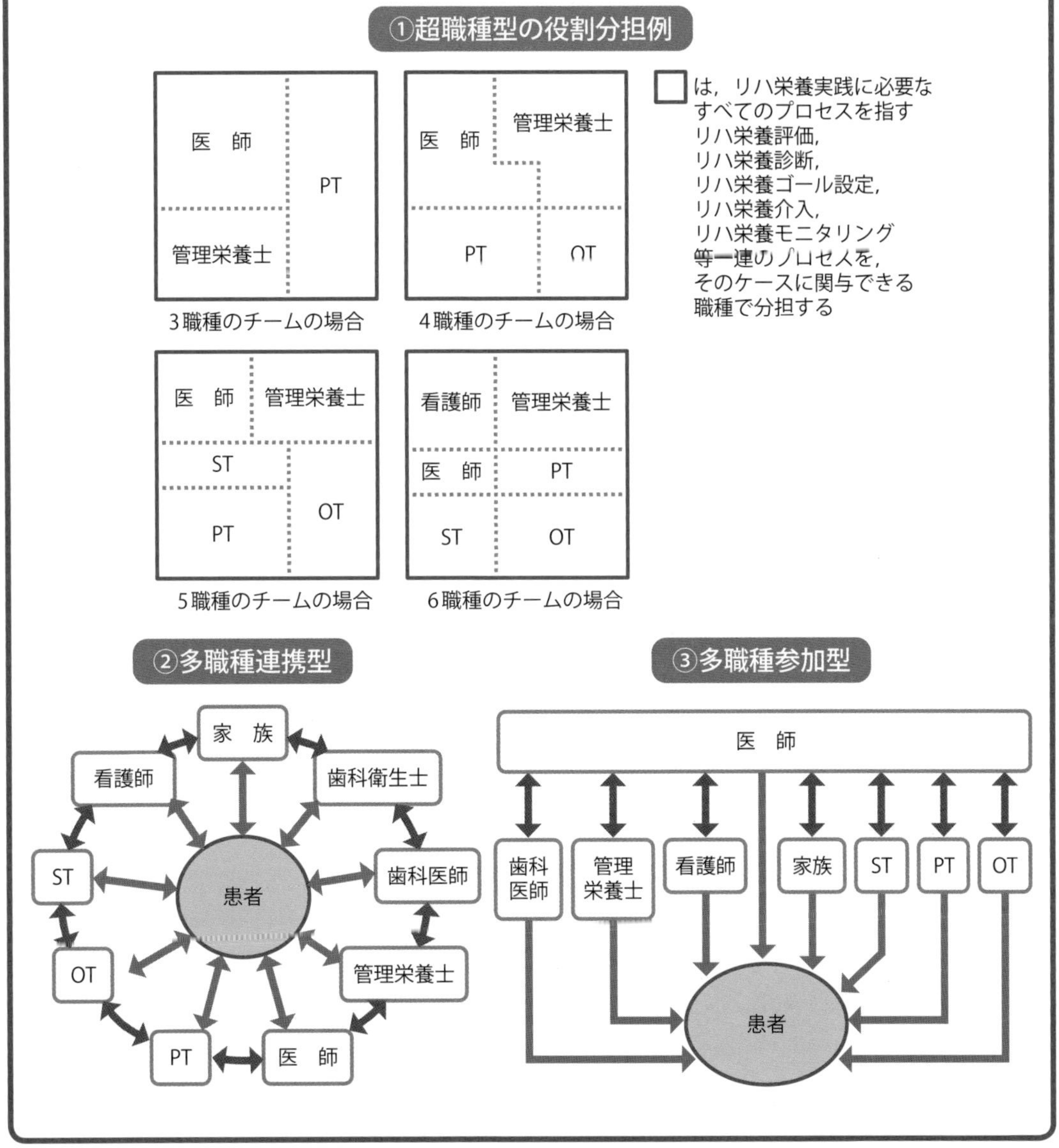

全プロセスを多職種で共有し，それぞれにフィードバックし，活用していくことが重要である．また，必要な全職種がチームに存在することは少ないため，2職種2人以上で，超職種型で取り組むことが求められる．そのためには共通言語で共通した記録の記載に加え，共通の基本的な知識や技術の習得，他の職種の役割や理解も必要となる．

（津戸佐季子・若林秀隆）

LECTURE 11 - 1

低栄養と過栄養

PT・OT
国試出題

POINT

低栄養と過栄養は双方とも栄養障害の一種であり，心身機能・活動に影響を与えるため，早期評価が重要である．

1 栄養障害とは

ヒトは主に口から摂取した栄養素により生命活動を維持している．栄養状態とは体内における栄養素の備蓄状態を指し，備蓄が少なすぎたり多すぎたりすると低栄養や過栄養，**栄養欠乏症**や**栄養過剰症**が生じる．これが**広義の栄養障害**である．人間にとって必要不可欠だと考えられている栄養素には**マクロ栄養素**（糖質，蛋白質，脂質）と**ミクロ栄養素**（ビタミン，ミネラル）がある．これら栄養素およびエネルギーの総合的な欠乏状態は低栄養，過剰状態（特にエネルギー）は過栄養とよばれる（**図**）．また個々の栄養素の欠乏・過剰についても栄養障害の一種だと考えられる．一方，低栄養を指して栄養障害とよぶことも多く，低栄養＝**狭義の栄養障害**とみなせる．

2 低栄養とは

低栄養は栄養素の摂取不足や消化・吸収・代謝障害，疾患・炎症によって起こり，身体・精神機能低下と疾患予後の悪化につながる，除脂肪体重や体細胞成分が減少した状態を指す[1)]．低栄養はそれ自体で心身機能低下をもたらす原因となるため，リハ開始時には評価が必要となる．従来，成人の低栄養はエネルギー不足状態であるマラスムスと，蛋白質不足状態であるクワシオルコル，およびその混合型に分類されてきたが，2018年9月に**低栄養診断の国際基準**（**GLIM基準**）が公表された[2)]．

GLIM基準では2段階で低栄養を診断する．まず**栄養スクリーニングツール**を用いて対象者の栄養リスクを判定する．次に低栄養リスク患者に対して**現症**（①意図しない体重減少，②BMI低値，③筋量減少）と**病因**（①食事摂取量低下／消化吸収能低下，②疾患／炎症）に該当するかを評価し，双方とも1つ以上該当した場合に低栄養と確定する．体重減少は6か月間で5%以上または6か月を超える期間で10%以上の場合に該当する．

BMI（body mass index）は体重（kg）/身長（m）^{2}により求められ，アジア人では＜18.5kg/m^2（70歳未満）または＜20kg/m^2（70歳以上）のどちらかで低栄養と確定できる．筋量減少にはさまざまな指標があるが，生体電子インピーダンス法を用いた場合，四肢の骨格筋量（kg）/身長（m）^{2}で求めた骨格筋指数7.0kg/m^{2}未満（男性）または5.7kg/m^{2}未満（女性）で判断できる．

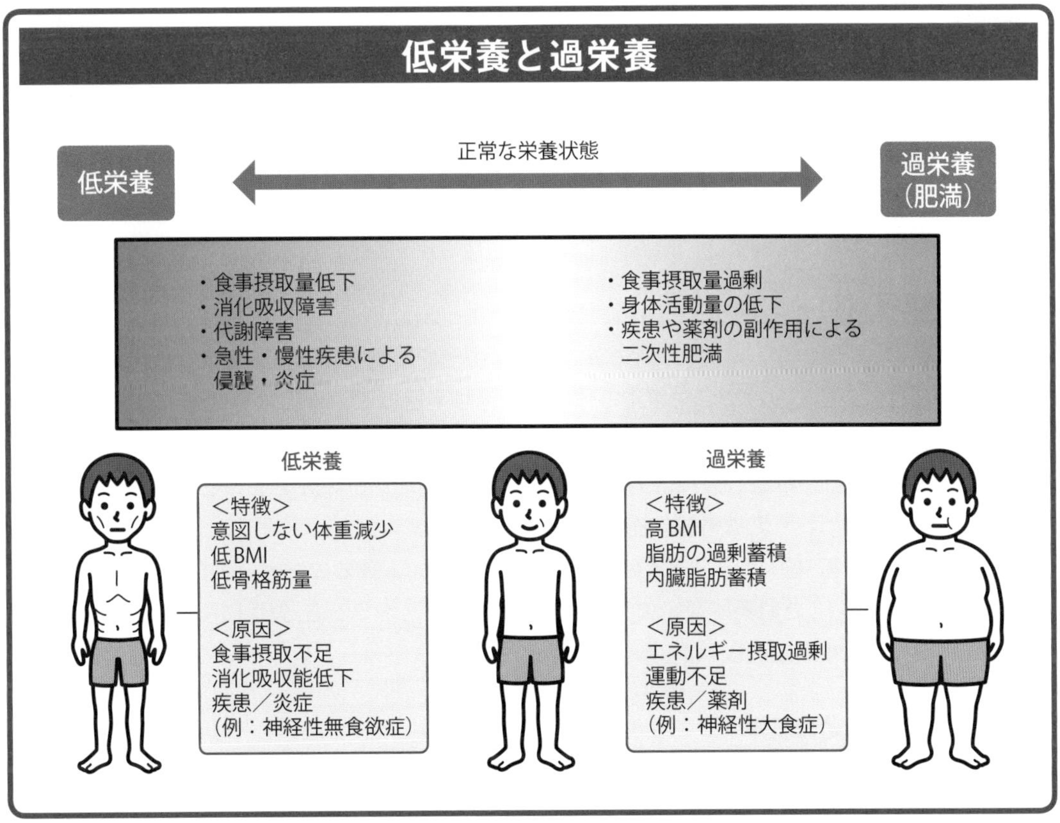

3 過栄養とは

過栄養は**肥満**とほぼ同じ意味をもつ[1]．肥満は脂肪組織への異常な，あるいは過剰な脂肪蓄積により健康が障害され得る状態を指し，単に体重が重たいことではない．肥満は糖尿病，心血管疾患，ある種のがん等の危険因子であるばかりでなく，心肺機能障害，内分泌機能障害，歩行能力低下等をもたらすため，低栄養と同様にその評価が大切である．脂肪の分布も重要で，特に内臓脂肪が蓄積することは種々の疾患の危険因子となる．

肥満はBMI≧25 kg/m^2と定義されるが(欧米では≧30 kg/m^2)，BMIだけでは体組成や脂肪の局在がわからない．体脂肪率の推定には生体電気インピーダンス法等を用いた体組成分析機，内臓脂肪量の推定には腹囲等が用いられる．ただし，高齢者の場合は肥満であっても死亡リスクは増加しないとする報告も多く[3]，栄養アセスメント，予後への影響等を考慮して総合的に減量の必要性を判断することが望ましい．

(西岡心大)

LECTURE 11-2 栄養素の不足と過剰

PT・OT・ST
国試出題

POINT

個々の栄養素の体内貯蔵量が不足したり過剰になったりすると，健康障害を引き起こす可能性がある．

1 栄養素の不足による健康障害

LECTURE 11-1で述べたように，低栄養はエネルギーや栄養素の総合的な欠乏状態を指すと考えられる．これに対して，個々の栄養素の**体内貯蔵量**が不足している状態も存在する．たとえば，ビタミンB_1の体内貯蔵量が不足すると，心不全，浮腫，意識障害等の症状(つまり脚《かっ》気《け》)，**Wernicke脳症**を発症することが知られている．またビタミンDが欠乏すると骨代謝に異常が生じ，小児ではくる病，成人では骨軟化症や**骨粗鬆症**を生じる．

このような健康障害(**図**)は，栄養素の摂取不足だけでなく，需要の増大(侵襲反応や排泄の増加等)によっても引き起こされる．亜鉛欠乏による味覚障害，ビタミンB_1欠乏による口角炎・口内炎等は臨床現場でも比較的遭遇しやすい．

2 栄養素摂取不足の基準

無症状でも血中濃度が低下していれば欠乏・不足と判定できる栄養素もある．たとえば日本内分泌学会では，血中ビタミンD濃度30ng/mL未満を「**ビタミン非充足状態**」とし，20ng/dL以上，30ng/dL未満を「ビタミンD不足」，20ng/dL未満を「ビタミンD欠乏」と定義している[4]．

栄養素の習慣的摂取量が一定量を下回ると欠乏症を引き起こす恐れがある．摂取量不足の目安としては，国民の健康保持・増進を目的に厚生労働省が策定している『**日本人の食事摂取基準**』を用いるとよい．食事摂取基準では栄養素ごとに推定平均必要量・推奨量・目安量等が示されており，摂取量が推定平均必要量を下回っていると，50%の確率で摂取不足に陥っていると推定できる[3]．

3 栄養素の過剰による健康障害

栄養素の不足とは逆に，個々の栄養素の体内貯蔵量が過剰となった場合も何らかの健康障害を生じる．一般的な食生活を送っている場合には，健康障害につながるような栄養素の過剰症を生じることはほとんどないが，静脈栄養や経腸栄養のような非経口栄養管理の場合，特定の栄養素を含む健康補助食品を多量に摂取している場合に認められる可能性がある．たとえば，サプリメント由来の葉酸過剰摂取による悪性貧血のマスキング，静脈栄養からのマンガン過剰摂取によるマンガン脳症，イシナギの肝臓由来のビタミンA摂取過剰による皮《ひ》膚《ふ》落屑《らくせつ》・頭痛等である．亜鉛の過剰摂取は銅の吸収障害を引き起こし，銅欠乏性貧血を生じさせるが，これは亜鉛の過剰状態でもあり，銅の不足状態ともいえる．

前述の「日本人の食事摂取基準」では6種のビタミン，10種の微量栄養素について「**耐容上限量**」が設定されており，これを下回っていれば過剰摂取による健康障害のリスクはほぼゼロだと推定できる[5]．

栄養素の不足による欠乏症の例

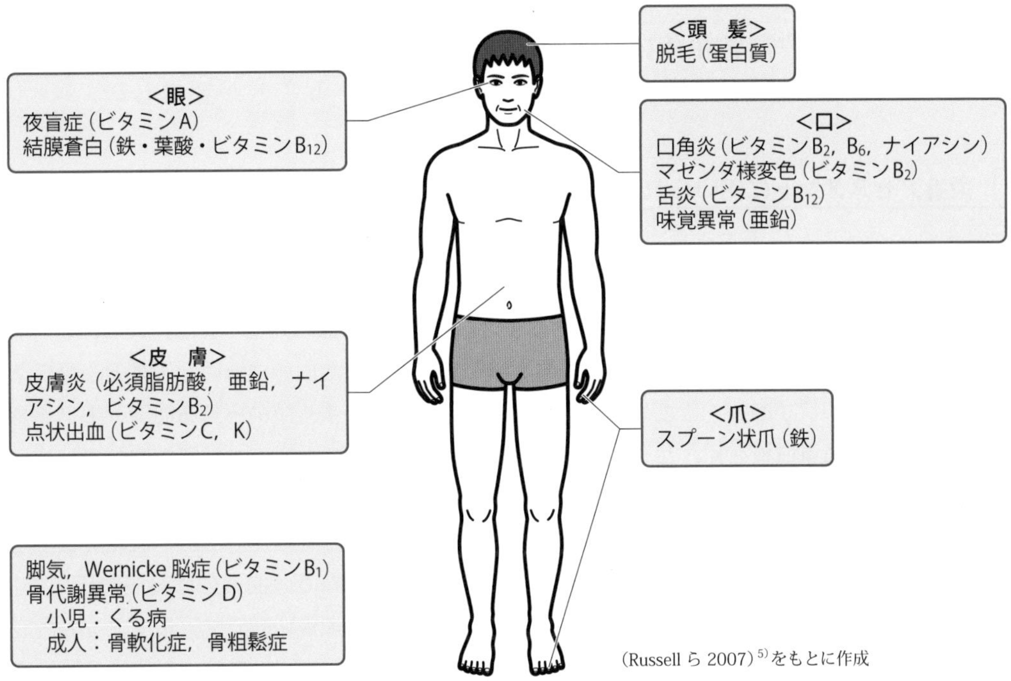

（Russell ら 2007）[5)]をもとに作成

コラム　バランスのよい食事とは？

健康を保つには，偏りなくバランスのよい食事を心がけることが大切である．2005年に厚生労働省と農林水産省が策定した「食事バランスガイド」では，健康な人の1日あたりの栄養バランスの目安として下記が示された（2,200 kcal相当：活動量の低い男性や活動量が標準的な女性）．

主食（ごはん，パン，麺）：ごはん（中盛り）なら4杯程度
副菜（野菜，きのこ，いも，海藻料理）：5皿程度
主菜（肉，魚，卵，大豆料理）：3皿程度
牛乳・乳製品：牛乳なら瓶1本程度
果物：みかんなら2個程度

あなたの食生活をふりかえってみよう．バランスはとれているだろうか？

※詳細は農林水産省ホームページ参照
（www.maff.go.jp/j/balance_guide/b_sizai/kaisetusyo.html）

（西岡心大）

LECTURE 11－3

臨床検査値からみた栄養アセスメント

PT・OT 国試出題

POINT

血清アルブミンや急性相蛋白は炎症・疾患重症度を表す指標であり，栄養状態を評価する際は他の評価と合わせて補助的に用いることが望ましい．

1 栄養アセスメントに用いられる臨床検査値

対象者の栄養状態を評価する方法として，血液検査等の**臨床検査値**が用いられている．定量的データを基に客観的に栄養状態を把握する方法であることから，わが国では客観的栄養評価(**Objective data assessment**：**ODA**)ともよばれている．しかし，近年ではこれらを栄養指標として用いることに疑問が呈されており，血清蛋白質を中心とした血液検査は低栄養の国際基準には含まれていない現状がある．ここでは栄養アセスメントに最もよく用いられる血清アルブミンや急性相蛋白等の**血清蛋白質**を紹介するとともに，栄養指標としての限界についても述べる[6,7]．

2 血清アルブミン

アルブミンは血清中に最も多く含まれる蛋白質である．生体内では血液の膠質浸透圧の維持，種々の物質の輸送，アミノ酸の供給源等の役割を担っている．低栄養状態ではアルブミンの合成能が低下するため，栄養指標として最もよく用いられてきた．低アルブミン血症は**創治癒の遅延**や**褥瘡**の危険因子である．しかし，アルブミン量は血管内と比べ血管外では30％多く，4～5％/1時間の血管内アルブミンが血管外プールに移行している．

また，アルブミンの血管内外の移行速度はアルブミン合成速度より10倍も速く，さらに炎症反応が高まると血管外流出速度は増加する[8]．そのため，低栄養による合成能力の変化以上に，疾患・炎症の影響を強く受ける．近年の低栄養の国際基準では，血清アルブミンや後述するプレアルブミンは「**炎症反応の指標**」であると記載されている[2]．炎症反応の指標としては他にC反応性蛋白(CRP)，白血球数，インターロイキン-6，プロカルシトニン等がある．

このように，血清アルブミン値は「栄養指標」というより「**疾患・炎症の指標**」であることを認識する必要がある．血清アルブミン値単独で栄養状態を判定するよりも，他の方法と合わせて補助的に用いることが望ましい．

3 急性相蛋白

アルブミンよりも半減期(血清蛋白質の半分が新規合成されたものに入れ替わるまでの期間)が短く，短期の栄養状態を示す血中蛋白質を，**急性相蛋白**(**rapid turnover protein：RTP**)とよび，

・**トランスフェリン**(**transferrin：TF**)
・**プレアルブミン**(**pre-albumin：PA**)，または**トランスサイレチン**(**transthyretin：TTR**)
・**レチノール結合蛋白**(**retinol binding protein：RBP**)

が知られている．TFは肝臓で合成される鉄結合性糖蛋白であり，半減期は7日である．生体内で

栄養アセスメントに用いられる臨床検査値

	アルブミン	急性相蛋白		
		トランスフェリン	プレアルブミン（トランスサイレチン）	レチノール結合蛋白
略称	Alb	TF	PAまたはTTR	RBP
基準値	4.1〜5.1 g/dL	男：190〜300 mg/dL 女：200〜340 mg/dL	22〜40 mg/dL	2.4〜7.9 mg/dL
低値	炎症・肝疾患・吸収不良症候群・蛋白質漏出性胃腸症・ネフローゼ症候群・栄養不良・異化状態・熱傷	炎症・肝疾患・悪性腫瘍・低栄養	炎症・肝疾患・蛋白漏出性胃腸症・低栄養	炎症・肝疾患・ビタミンA欠乏症・低栄養
高値	脱水	鉄欠乏性貧血・真性多血症	甲状腺機能亢進症・ネフローゼ	腎不全・脂肪肝
半減期	21日	7日	2日	0.5日
役割	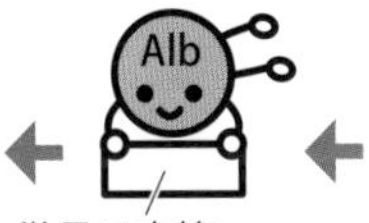 Alb 微量元素等種々のものを運ぶ	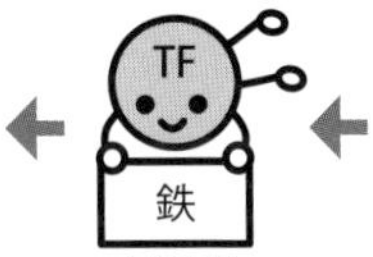 TF 鉄を運ぶ	 PA 甲状腺ホルモンを運ぶ	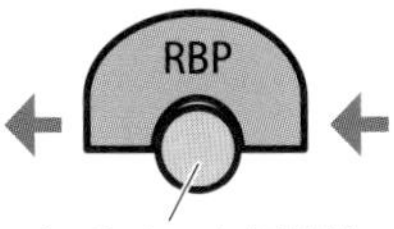 RBP レチノールを運ぶ

は鉄を輸送する役割があるが，低栄養状態では血中濃度が低下することがある．PAは甲状腺ホルモンの輸送を担う蛋白質で，半減期はTFよりさらに短く2日とされている．アルブミンや他のRTPと同様に肝臓で合成されるため肝障害等では低下することがある．RBPはレチノール（ビタミンA）と結合して輸送する働きをもち，半減期はRTPの中で最も短く0.5日である．腎不全の場合には高値を示すことがある．

いずれのRTPもさまざまな要因によって栄養状態と無関係に変動することがある．血清アルブミンと同様，RTP単独で低栄養かどうかを判断することは困難であり，疾患の重症度・炎症反応を含む全身状態の評価と合わせて解釈することが望ましい．

コラム　臨床検査値の解釈

一部の血液検査や尿検査は栄養状態や食事摂取状況を表すバイオマーカーとして知られており，栄養管理や栄養指導の際に活用できる．しかし，血清アルブミンをはじめ（本文参照），これらの多くは栄養以外の要因でも変動する．たとえば，血清アルブミン値は，①炎症反応，②水分動態（脱水，溢水），③腎糸球体濾過量の増大などにより濃度が変動する．アルブミンの血管内外の流入出速度はアルブミン合成速度の10倍とされる．炎症下では血管透過性が亢進し多くのアルブミンが血管外に流出するため，体内プールは不足していなくても血中濃度は見かけ上低下する．臨床検査の結果を解釈する際には医師，管理栄養士等からの情報を基に，病態や治療と合わせて評価を行うことが肝要である．

（西岡心大）

LECTURE 11-4

Mini Nutritional Assessment (MNA) およびMNA Short Form (MNA-SF)

POINT

MNA，MNA-SFはそれぞれ高齢者向けに開発された栄養アセスメントツール・栄養スクリーニングツールである．

1 Mini Nutritional Assessment (MNA) とMNA-Short-Form (MNA-SF)

高齢者では食事摂取不良，疾患による侵襲，認知症，嚥下機能低下等種々の問題により低栄養が多く認められるため，早期に低栄養やそのリスク者を発見することは重要課題である．Mini Nutritional Assessment (MNA) およびその短縮版であるMNA Short-Form (MNA-SF) は高齢者向けに開発された世界で汎用されている栄養評価ツールである[9]．どちらも複数の質問や身体計測値等で構成され，1～4つの選択肢から1つを選択し，与えられた点数の合計点で栄養状態を判定するものである．血液検査等の侵襲的検査が不要であること，低栄養者だけでなく，そのリスク者を判定できること等が特徴として挙げられる．

2 MNAの特徴

MNAは6つのスクリーニング項目 (**食事摂取量の減少**，**体重減少**，**移動能力**，**精神的あるいは急性疾患によるストレス**，**神経・精神的問題**，**BMI**) とその後に続く12の評価項目 (自立生活の可否，服用薬剤数，圧痛・皮膚潰瘍，食事回数，蛋白質源の種類・量・回数，果物・野菜の摂取量，水分摂取量，食事介助の有無，栄養状態の自己評価，自身の健康状態の相対評価，上腕周囲長，下腿周囲長) に分かれている．合計点が17点未満で低栄養，17～23.5点で低栄養の恐れあり，24～30点で栄養状態良好と判定する．MNAを完了するまでには10～15分程度を要し，使用者にもある程度訓練が必要とされる．このため，詳細に栄養状態を把握するための「栄養アセスメントツール」とみなされている．

3 MNA-SFの特徴

MNA-SFはMNAのスクリーニング項目6つを独立させたものである (**図**)．特別な訓練を必要とせず誰でも実施可能で，所要時間も5分以内と短い．MNAを基準としている点にバイアスがあるものの，妥当性が検証された栄養スクリーニングツールである[10]．各項目の選択肢とスコアは，A. **過去3カ月間の食事摂取量の減少** (0～3点)，B. **過去3カ月間の体重減少** (0～3点)，C. **自力歩行の可否** (0または2点)，D. **過去3カ月間の精神的ストレスや急性疾患** (0または2点)，E. **神経・精神的問題の有無** (0～2点)，F. **BMI** (0～3点)，と設定されている．起居困難な患者等BMIが測定できない場合は**下腿周囲長** (0または3点) で代用することができる．ほとんどの患者に採点可能であるが，片麻痺や四肢切断等のため歩行困難な場合や，失語症等で神経・精神的問題の評価が困難な場合等でスコアが低くなる傾向がある．そのため，リハ対象者では特異度が低い (低栄養ではない人を低栄養だと誤って判断してしまう可能性が高い) とされている[11]．特に重度障害者ではMNA-SFのみではなく，他の手法 (診断基準等) と組み合わせて栄養状態の詳細な評価を行うこ

Mini Nutritional Assessment Short-Form (MNA-SF)[12]

簡易栄養状態評価表
Mini Nutritional Assessment-Short Form
MNA®

Nestlé
NutritionInstitute

氏名:

性別:　　年齢:　　体重:　　kg　身長:　　cm　調査日:

下の□欄に適切な数値を記入し、それらを加算してスクリーニング値を算出する。

スクリーニング

A 過去3ヶ月間で食欲不振、消化器系の問題、そしゃく・嚥下困難などで食事量が減少しましたか？
0 = 著しい食事量の減少
1 = 中等度の食事量の減少
2 = 食事量の減少なし
□

B 過去3ヶ月間で体重の減少がありましたか？
0 = 3 kg 以上の減少
1 = わからない
2 = 1～3 kg の減少
3 = 体重減少なし
□

C 自力で歩けますか？
0 = 寝たきりまたは車椅子を常時使用
1 = ベッドや車椅子を離れられるが、歩いて外出はできない
2 = 自由に歩いて外出できる
□

D 過去3ヶ月間で精神的ストレスや急性疾患を経験しましたか？
0 = はい　2 = いいえ
□

E 神経・精神的問題の有無
0 = 強度認知症またはうつ状態
1 = 中程度の認知症
2 = 精神的問題なし
□

F1 BMI (kg/m²)：体重(kg)÷[身長 (m)]²
0 = BMI が19 未満
1 = BMI が19 以上、21 未満
2 = BMI が21 以上、23 未満
3 = BMI が 23 以上
□

BMI が測定できない方は、F1 の代わりに F2 に回答してください。
BMI が測定できる方は、F1 のみに回答し、F2 には記入しないでください。

F2 ふくらはぎの周囲長(cm)：CC
0 = 31cm未満
3 = 31cm以上
□

スクリーニング値
(最大：14ポイント)
□□

12-14 ポイント:　栄養状態良好
8-11 ポイント:　低栄養のおそれあり (At risk)
0-7 ポイント:　低栄養

Ref.　Vellas B, Villars H, Abellan G, et al. *Overview of the MNA® - Its History and Challenges.* J Nutr Health Aging 2006;10:456-465.
Rubenstein LZ, Harker JO, Salva A, Guigoz Y, Vellas B. *Screening for Undernutrition in Geriatric Practice: Developing the Short-Form Mini Nutritional Assessment (MNA-SF).* J. Geront 2001;56A: M366-377.
Guigoz Y. *The Mini-Nutritional Assessment (MNA®) Review of the Literature - What does it tell us?* J Nutr Health Aging 2006; 10:466-487.
Kaiser MJ, Bauer JM, Ramsch C, et al. *Validation of the Mini Nutritional Assessment Short-Form (MNA®-SF): A practical tool for identification of nutritional status.* J Nutr Health Aging 2009; 13:782-788.

さらに詳しい情報をお知りになりたい方は、**www.mna-elderly.com** にアクセスしてください。

とが望ましい.

(西岡心大)

LECTURE 12-1

周術期・集中治療の栄養管理

POINT

生体に侵襲のある時期は過剰栄養を避けるが，免疫能の低下を予防するため，早期から腸を利用した栄養投与を開始する．

1 重症患者の栄養管理

くも膜下出血等重症の脳血管障害や心筋梗塞，多発性外傷等生命の危機がある場合は，緊急で外科手術が行われることがある．周術期とは，手術前後の期間を指す．また，重症の患者は24時間常に状態が観察され，集中的に治療を受ける．外科手術や外傷等により生体に侵襲が加わると，生体は内部環境のバランスが大きく崩れないように，神経・内分泌系，免疫系，代謝系，循環系等において恒常性を保とうとする．この生体反応は，侵襲の度合いや経過により異なる．

通常時は，必要栄養量とほぼ同等のエネルギーを投与しても問題ない．しかし，侵襲期には食事や点滴のような体外から投与されたエネルギーは利用されにくく，筋肉や脂肪組織を利用したエネルギーが供給される（＝**異化亢進**）．そのため，**投与栄養量**に注意しなければならない．

投与栄養量が必要以上に多いと，酸素消費量および二酸化炭素産生量が増加し，血糖上昇・脂肪肝・肝機能障害等を引き起こす．一方，投与栄養量を減らしすぎると栄養不足となり，蛋白合成能の低下から創傷治癒の遅延や免疫能の低下を招いてしまう．

侵襲後の早期には，エネルギー投与量は必要栄養量よりも少なく設定し，過剰栄養にならないようにする．全身状態が改善し，安定してきたら必要栄養量まで増やす．一方，呼吸筋萎縮の予防やリハの観点から蛋白質は早期から十分に投与することが推奨されている．

2 重症患者への栄養投与方法

重症患者には意識障害や嚥下障害等がみられ，口から食事が摂れないことが多い．しかし，静脈栄養のみで長期に栄養投与を続けることは，患者の栄養状態を低下させるだけでなく，腸管粘膜の萎縮を招き，免疫能が低下する．

同時に，腸管への刺激が減ることにより腸内細菌叢に変化が生じるため，病原性の高い細菌やその毒素が粘膜内に入り込み，敗血症や臓器障害を引き起こし（＝**バクテリアルトランスロケーション**），予後不良になることも少なくない．

そのため，循環動態が安定していればできるだけ早期に腸を利用した栄養補給（**経腸栄養**）を開始するほうがよい．

早期に経腸栄養を開始するときは，前述したように投与栄養量の過不足に注意する．また，腸を利用することが禁忌の場合や，慎重投与が求められることもある．まずは腸が利用できるか，病態の把握を行うことが重要である．

周術期・集中治療における栄養管理

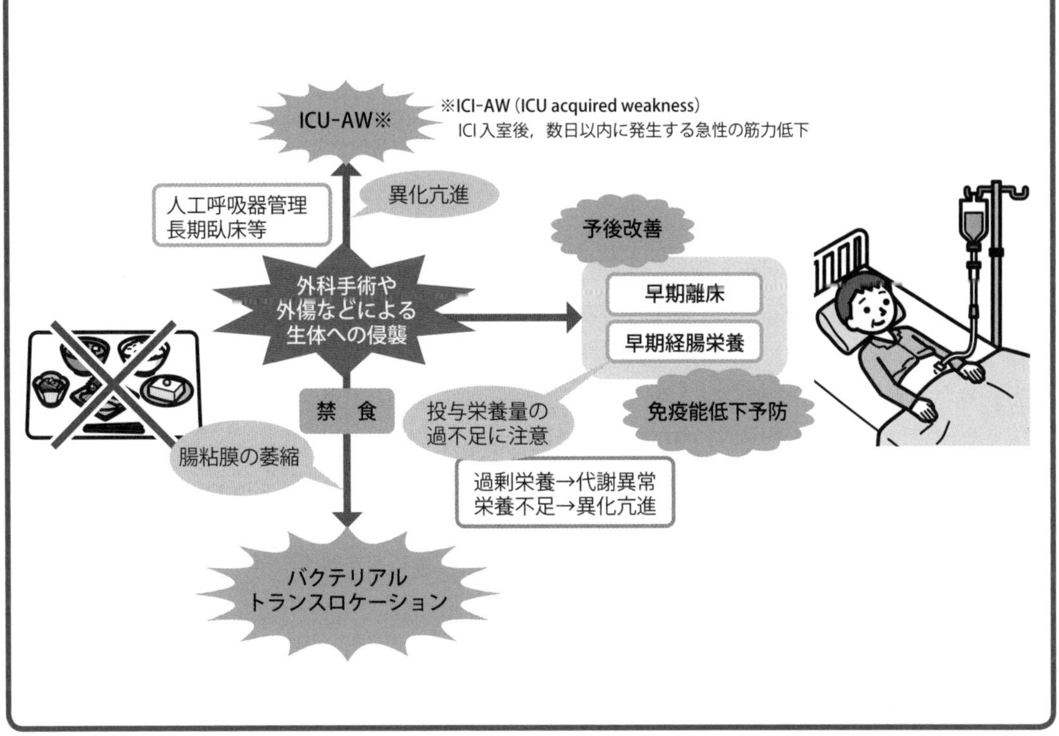

3 栄養管理中のモニタリング

栄養投与が開始された後は，投与栄養素のバランスや水分，検査値(血糖，尿素窒素，中性脂肪，RTP※1等)，体重，バイタルサイン(体温，脈拍，呼吸数，血圧)の変化を十分に観察する．

特に経腸栄養開始後は，腹部膨満，下痢の有無等腸管が正常に機能しているか，排便の観察も忘れずに行う．

重症患者の栄養管理は，疾患や病態，重症度，侵襲前の栄養状態，基礎疾患等によって大きく異なり，また治療に伴い全身状態は変化する．そのため変化に応じた細やかな栄養管理が求められる．

※1　急性相蛋白質(rapid turnover protein)．半減期が短く，短期的な栄養状態の評価に適している．
(☞ LECTURE 11-3)

(星野郁子)

LECTURE 12 - 2

脳卒中後の栄養管理

OT 国試出題

POINT

脳卒中の病態や病期に合わせた栄養管理を行う．「口から食べること」については多職種で連携して支援する．

1 脳卒中の各病期における栄養管理

脳卒中は，血管の閉塞や破綻等により，突然神経症状が発現した状態の総称である．脳血管の狭窄，閉塞等による**虚血性疾患**と，脳血管の破綻による**出血性疾患**に分けられる．虚血性疾患には**脳梗塞**（ラクナ梗塞・アテローム血栓性脳梗塞・心原性脳塞栓症），出血性疾患には**脳出血**，**くも膜下出血**等がある．脳卒中の病態は，閉塞した血管の部位，出血した場所や出血量等により症状や予後はさまざまである．そのため，脳卒中の病態を把握し，それぞれの病期に合わせた栄養管理が求められる．

脳卒中の病期は，一般的に急性期・回復期に分けられ，それぞれの栄養管理の内容は異なる．

急性期においては，脳卒中による症状に応じた適切な**栄養投与方法**を選択し，早期に**必要栄養量**を確保し，栄養状態の低下を予防する．栄養投与方法については，消化管は安全に使用できるか，摂食嚥下は安全にできるかどうか等を評価し，選択する．

回復期においては，残存する障害の回復に合わせた食事内容，栄養障害（低栄養・過栄養）の予防と改善，脳卒中の危険因子となる生活習慣病（高血圧症，糖尿病，脂質異常症等）の改善と，再発予防のための栄養指導を行う．また転帰先に合わせた支援や調整が求められる．

2 栄養状態に影響を与える脳卒中の症状とその対応

脳卒中により，**意識障害**，**認知機能障害**（失語症，失認，失行等），**神経障害**（摂食嚥下障害，構音障害等），**運動機能障害**（片麻痺等）等が出現する．これらの障害による症状は栄養管理にも影響することがあり，経口摂取をしている場合は，食事環境の設定や食形態の調整等が必要となる．

①意識障害

症状：傾眠・意識レベルの低下等

影響：食べられない

対応：経口摂取以外の栄養投与ルートを選択する等

②認知機能障害

症状：失認・失行等

影響：食べることがわからない，食べ方がわからない

対応：半側空間無視がある場合は食器を無視のないほうへ寄せる，食事動作を介助する等

③神経障害

症状：摂食嚥下障害等

影響：飲み込めない，誤嚥してしまう

脳卒中後の栄養管理

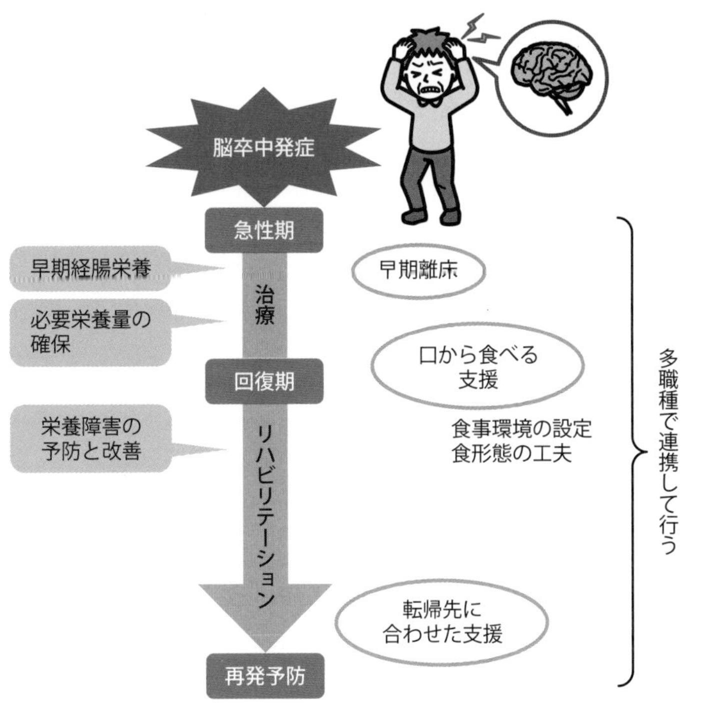

対応：摂食嚥下機能に合わせた食事形態へ変更する（ゼリー食やミキサー食等），粘度調整剤を使用する，経口から十分に栄養量が確保できない場合は静脈・経腸栄養も考慮する等

④運動機能障害

症状：片麻痺等
影響：姿勢維持，食べる動作ができない
対応：患者に合わせたポジショニング，食具や食形態の調整

3 栄養管理中のモニタリング

栄養投与方法として経口栄養が選択された場合，摂食嚥下機能に合わせた食事の提供が求められる．また，静脈栄養・経腸栄養が選択された場合も，摂食嚥下機能は経過とともに回復することがあり，口腔ケアや嚥下訓練，定期的な嚥下評価等は継続して行うことが必要である．

「口から食べること」については，医師，看護師，リハスタッフ，管理栄養士等多職種が連携し，支援することが求められる．

患者に適切な栄養量が投与されているかどうかは，体重がひとつの指標となる．1～2週に1回は体重を測定し，体重変化を確認する．特に回復期においてはリハの負荷量に合わせた栄養投与量を検討し，急激な体重変化を見逃さないようにする．

（星野郁子）

LECTURE 12－3

糖尿病の栄養管理

PT
国試出題

POINT

糖尿病の栄養管理では，患者ごとに合わせた食事療法・運動療法・薬物療法を行い，合併症の発症・進展を予防しQOLを維持する．

1 糖尿病とは

糖尿病とは，インスリンが分泌されなくなる（**インスリン分泌障害**），またはインスリンは分泌されるが効かなくなる（**インスリン抵抗性亢進**）ことによって細胞に糖が正常に取り込めなくなり，慢性の高血糖となる疾患である．

成因により**1型糖尿病**，**2型糖尿病**，その他があり，糖尿病の発症には**遺伝因子**と**環境因子**（過食・肥満・ストレス・感染・妊娠・ステロイド剤等）が関係する．また，全身での代謝障害が長期間続くことにより，血管病変が進行し，**細小血管障害**（神経障害・網膜症・腎症），**大血管障害**（心筋梗塞・脳梗塞）が引き起こされる．

糖尿病では，病型・病態・合併症の発症・病期は患者ごとに異なり，個々の病態に応じて食事療法・運動療法・薬物療法を組み合わせて治療が行われる．

糖尿病の治療の目的は，血糖コントロールを良好に維持し，合併症の発症・進展を予防し，QOLを維持することにある．

高齢の患者においては，極端な食事制限により低血糖・低栄養をきたしやすいため，血糖コントロールだけでなく，患者全体を評価することも必要である．

2 糖尿病患者の栄養管理の基本

『糖尿病治療ガイド』（日本糖尿病学会）では，**食事療法**の進め方として，①適正なエネルギー摂取量の指示，②バランスのとれた食品構成（エネルギー比：蛋白質15～20%，脂質20～30%，炭水化物50～60%）の指導が示されている．

近年は，血糖への影響を考えた**糖質制限**（**低GI**[※1]，**低GL**[※2]）の有用性もいわれている．病型・病態・合併症の有無・年齢・身体活動等を加味し，患者の治療目標に合わせた栄養管理を行う．

運動療法は，食後高血糖を抑え，インスリン感受性を上げる役割がある．有酸素運動とレジスタンス運動を組み合わせて行うと効果的である．しかし，運動が禁忌となる患者や，増殖性網膜症がある場合等，運動に制限が必要な患者もいるため注意が必要である．

薬物療法は，1型糖尿病では治療として必要であり，2型糖尿病では食事や運動を適切に実施しても十分なコントロールが得られない場合に必要である．

※1　GIはグリセミック・インデックスの略で，食後の血糖値の上昇度合いを示す指標．
※2　GLはグリセミック・ロードの略で，摂取する炭水化物の質と量を同時に示す指標．

3 糖尿病の治療の目的

①**塩分**：塩分の摂取が多いと血圧が上がり，腎臓に負担がかかる．また，動脈硬化を促進するた

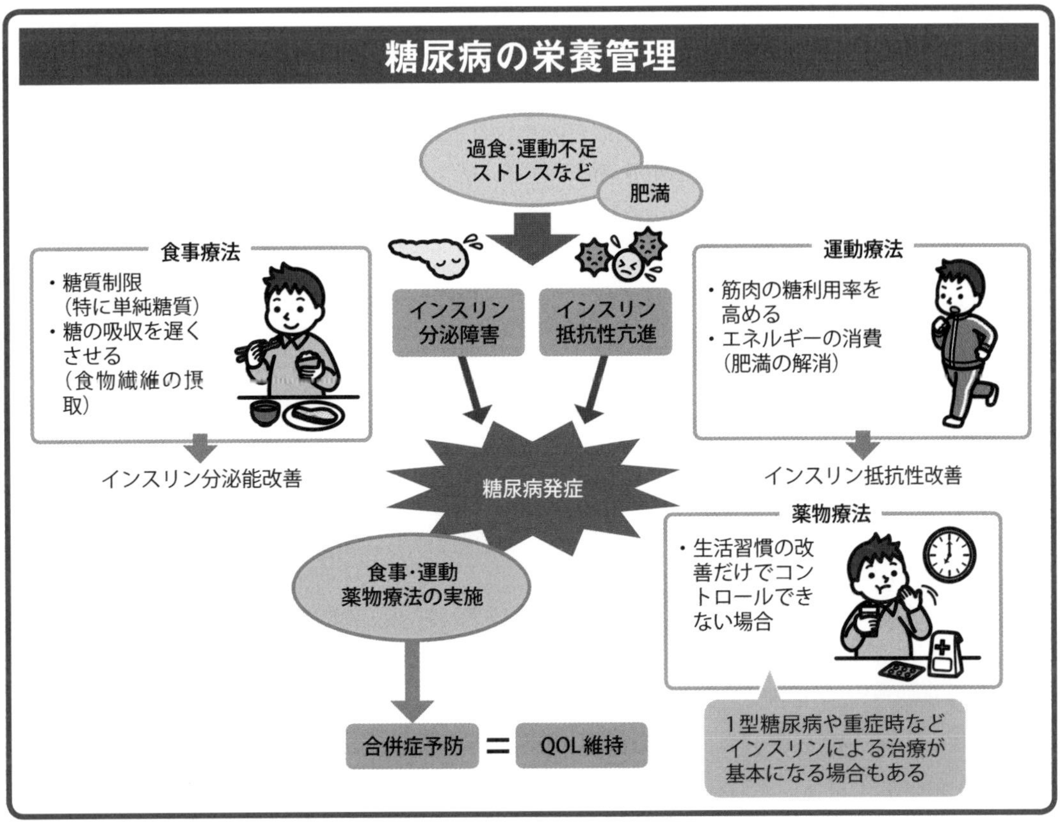

め，塩分は控えめにする．男性1日7.5g未満，女性1日6.5g未満を目標量とするが（日本人の食事摂取基準2020年版より），高血圧がある場合は1日6g未満にする．

②間食：間食は体重増加や血糖コントロールの悪化を招くことがあるため，できるだけ避けたほうがよい．しかし，間食の制限や禁止は，かくれ食いや楽しみの欠如等を引き起こし，患者のQOLを損なうこともある．そのため，患者の血糖コントロールの程度や合併症の有無，性格（自制できるかどうか）等に合わせて柔軟に対応する．

③アルコール：血糖コントロールがよく合併症がない場合においては，医師と相談したうえで，適度のアルコール※3は問題ないとされている．しかし，飲酒時の食事内容により高血糖や体重増加を助長することがある．アルコールの種類や量，飲酒時の食事に注意する．

※3 純アルコール換算男性1日20g以下，女性・高齢者1日10g以下．
純アルコール20gの目安：ビール（5%）500mL，ワイン（12%）180mL　日本酒（15%）1合，焼酎（25%）100mL，ウイスキー（43%）60mL．

4 栄養管理中のモニタリング

食事摂取状況，体重の変化，検査値（血糖，HbA1c，尿素窒素，クレアチニン等）や合併症の有無（感覚障害，腎機能の評価等）の確認はもちろんのこと，患者は無理をしていないか，栄養状態は問題ないかもあわせて評価し，適切な栄養管理や栄養指導を行うことが求められる．

（星野郁子）

LECTURE 12 - 4

虚弱高齢者の栄養管理

PT・OT 国試出題

POINT

虚弱高齢者が要介護状態とならないよう，多職種で包括的な評価や適切な介入を行うことが必要である．

1 虚弱高齢者とは

高齢者は加齢とともに筋量（筋力）が減少し，握力や歩行速度等，身体機能（体力）が低下する（＝**サルコペニア**）．また，認知機能の低下や複数の慢性疾患等をあわせもち，日常生活が障害されることがある．

このような筋力や日常の生活活動が低下している状態を「**フレイル**（**虚弱**）」という．高齢者の多くはフレイルを経て要介護状態へ進むと考えられている．しかし，フレイルは適切な介入や支援により，再び生活機能の維持・向上が可能である．

虚弱高齢者は，健常な高齢者と要介護高齢者の間にあり，早期発見・早期介入が必要である．

2 虚弱高齢者の低栄養

高齢者は，①**身体的要因**（唾液分泌の低下，味覚や嗅覚の低下，消化管蠕動運動の低下等），②**病的要因**（脳卒中後遺症による嚥下障害，うつ等），③**社会的要因**（独居，老々介護等），④**医原的要因**（薬の副作用，疾患による食事制限等）により，エネルギーや蛋白質を食事から十分に摂れないことが比較的長く続くため，低栄養状態に陥る．これにより，**貧血**，**褥瘡**，**骨折**，**サルコペニア**等が引き起こされ得る．

高齢者の栄養評価では，食事の量や質だけでなく多角的かつ包括的な評価が必要であり，そのためには多職種による連携が求められる．

3 虚弱高齢者の栄養管理の基本

虚弱高齢者の栄養管理は一般的な高齢者と同じように，1日**3食**，主食・主菜・副菜をそろえた**バランス**のよい食事をすることが勧められるが，食欲低下等を認める場合には食事内容の工夫が必要である．

たとえば，見た目がよい食事（食器等も含めて），味付けがはっきりとした食事，軟らかくて食べやすい形態等がよい．1回の食事で量が十分に摂れない場合は，間食や補食を取り入れるとよい．間食や補食は菓子類ではなく，乳製品や栄養補助食品等，エネルギーや蛋白質が補給できるようなものを勧める．

サルコペニアの予防・対策には，骨格筋の形成・維持に必要な蛋白質を十分に摂取する．蛋白質の合成を促すには十分なエネルギー摂取も必要である．また，レジスタンス運動（筋肉に抵抗をかけて動作を繰り返す運動）も筋肉での蛋白質合成を促す．骨の維持には，カルシウム・ビタミンD[※1]の摂取も積極的に勧められる．

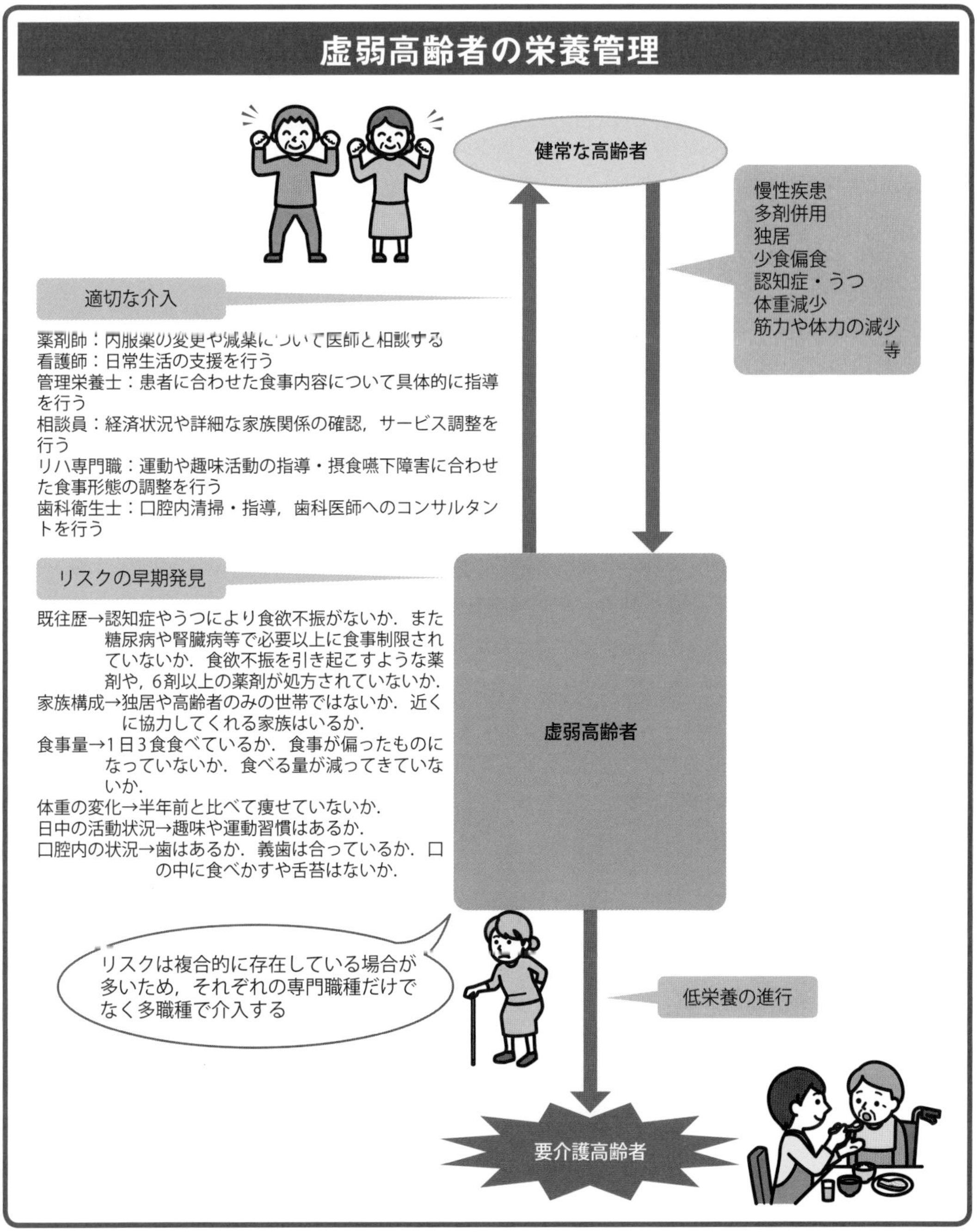

なお，腎機能が低下した高齢者では，蛋白質の負荷や運動について，医師の指示を確認するほうがよい．

※1　ビタミンDは腸管でカルシウムの吸収を促進する．

（星野郁子）

LECTURE 13－1 栄養療法の選択

ST
国試出題

POINT

経腸栄養が優先的に選択されるが，静脈栄養も組み合わせて必要な栄養量を投与するという柔軟な考え方が重要である．

1 栄養療法とは（図①）

静脈栄養法と**経腸栄養法**を意味する．経腸栄養剤や濃厚流動食を「飲む」ことは経腸栄養とはよばない（**経口栄養**）．カテーテルを用いて，静脈内／消化管内に栄養素を投与する方法である．

2 静脈栄養法（図②）

末梢静脈栄養法（PPN）と**中心静脈栄養法（TPN）**に分けられる．

PPNは，手や腕の静脈に挿入した短いカテーテルを経由してアミノ酸を含む栄養輸液を投与する方法である．一般的に静脈栄養の期間が2週間以内の場合に選択するが，末梢静脈の状態や投与エネルギー量等も考慮する必要がある．脂肪乳剤を併用しても1,200 kcal/日程度しか投与できない．経口摂取や経腸栄養では必要量が充足できない場合，栄養状態が比較的良好で早期に経口摂取が再開できる場合，一時的に経口摂取を中止するが短期間で再開できる場合，等が適応である．

TPNは，栄養輸液を2週間以上投与する必要がある場合が適応である．カテーテルを中心静脈（上・下大静脈）内に留置するため，必要量の栄養素を静脈内に投与できる．十分な消化吸収機能がない，大手術の周術期，消《しょう》化《か》管瘻《かんろう》や炎症性腸疾患，化学療法患者等が適応である．経口摂取や経腸栄養と併用して静脈栄養を実施する場合には，投与エネルギー量や投与期間も考慮してPPNかTPNを選択する．

3 経腸栄養法（図③）

消化管内に栄養素を投与する方法である．鼻孔からカテーテルを胃または空腸に挿入する方法と，胃《い》瘻《ろう》または空腸瘻《くうちょうろう》を造設する方法がある．**経鼻カテーテル**は細いが，患者にとって違和感や苦痛を伴うので短期間（4週間以内）の経腸栄養に制限すべきである．

胃瘻は長期経腸栄養症例において非常によい適応である．内視鏡的に造設する方法（**PEG**）と手術で造設する方法があるが，ほとんどがPEGで造設されている．空腸瘻は食道がん手術等に際して造設される．胃瘻を介してカテーテルを空腸まで誘導するPEG-Jもある．

4 栄養療法の選択（図④）

基本は「腸が機能している場合は**経腸栄養**を選択する」ことである．経腸栄養が不可能な場合や，経腸栄養だけでは必要な栄養量を投与できない場合が静脈栄養の適応である．この原則を理解したうえで**静脈栄養と経腸栄養をうまく組み合わせ，必要な栄養量をいかに投与するか**が重要である．

摂食嚥下訓練を実施する場合，「胃瘻を造設したくないからがんばって訓練する」という考え方があるが，訓練と栄養管理は独立した医療行為である．胃瘻からの経腸栄養で栄養状態を保ちながら摂食嚥下訓練をする，という柔軟な考え方で実施するべきである．

（井上善文）

栄養療法の選択

①栄養療法の分類

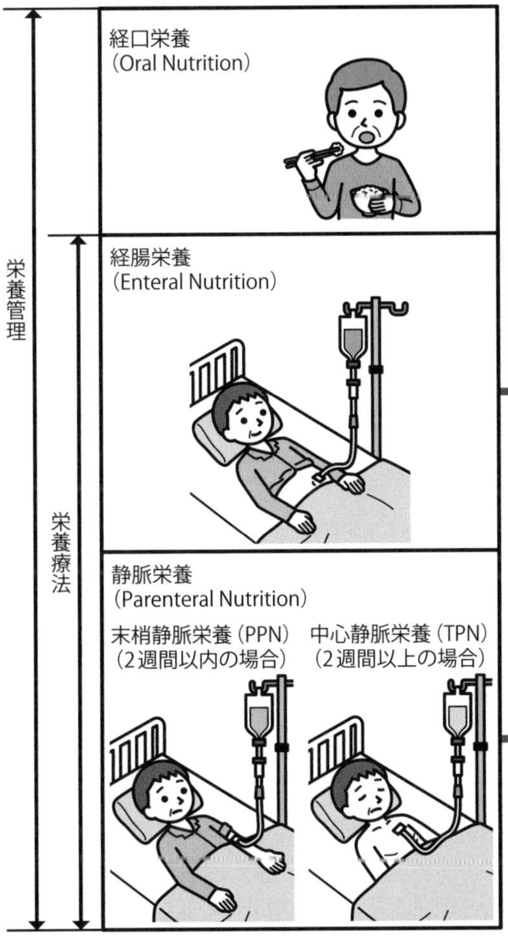

③経腸栄養の実施経路

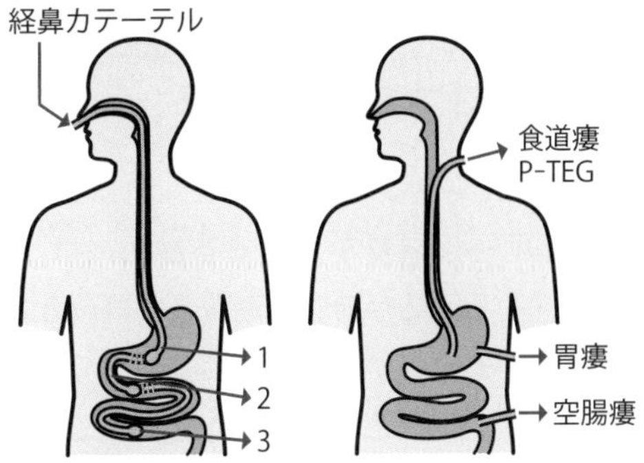

1：先端が胃内
2：先端が十二指腸内
3：先端が空腸内

②静脈栄養の実施経路

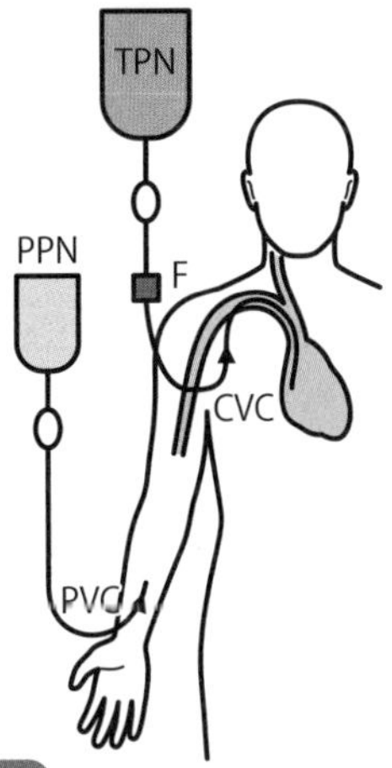

TPN：total parenteral nutrition 中心静脈栄養法
- カテーテル（CVC：central venous catheter）の先端は上/下大静脈
- 感染予防のためにF：filterを組み込む

PPN：peripheral parenteral nutrition 末梢静脈栄養法
- カテーテル（PVC：peripehral venous catheter）の先端は末梢静脈内
- 輸液の浸透圧比は3以下

④栄養療法の選択フローチャート

- 経腸栄養
  - 実施可能
    - 長期 → 消化管瘻経路
      - ・食道瘻
      - ・胃瘻
      - ・空腸瘻
    - 短期 →（4週間以内が目安）→ 経鼻経路
  - 実施困難 → 静脈栄養
    - 長期 → TPN ※
    - 短期 →（2週間以内が目安）→ PPN

※経口栄養やENが実施可能でも，TPNを併用して必要栄養量を投与する場合もある：SPN，supplemental parenteral nutrition（補完的中心静脈栄養法）

LECTURE 13 - 2 エネルギー投与量

POINT

エネルギー投与量の決定には，①体重あたり25〜30kcalを基準として算出，②間接カロリメトリーでREEを測定し算出，③ハリス-ベネディクトの式で算出，の3つの方法がある．

エネルギー投与量を決定するためには，総エネルギー消費量（total energy expenditure：TEE）を求める必要がある．消費量に見合うエネルギー量を投与しなければ栄養障害に陥る．

1 総エネルギー消費量の算出

TEEは基礎エネルギー消費量（ヒトが生きていくうえで必要な最小限のエネルギー／basal energy expenditure：BEE），食事誘発性熱産生（食物を消化・吸収し，栄養素を運搬するための熱産生／diet induced thermogenesis：DIT），身体活動によるエネルギー消費量，の合計である．

基礎エネルギー消費量を予測する算出式としては，**ハリス-ベネディクトの式**が用いられる．BEEがTEEの約60%を占める．DITは約10%で，残りは身体活動に伴うエネルギー消費であるが，入院患者ではBEEの20〜30%に設定することが一般的である．

2 エネルギー必要量の算出

総エネルギー消費量を理解したうえでエネルギー必要量を算出する．

理論的にはエネルギー必要量は「**BEE×活動係数×ストレス係数**」で求める．活動係数の意味は理解しやすく，ベッド上安静，ベッド外歩行あり，という単純な数値としていることが多い．ストレス係数は代謝活性を考慮したものである．発熱がある場合，感染症，手術侵襲の程度等によって決定するが，エビデンスに乏しい疾患や病態もある．

3 エネルギー投与量の算出（図①〜③）

3つの算出方法が用いられている．

①**体重あたり25〜30kcal**を基準として，ストレスの程度に応じて増減する
②**間接カロリメトリー**（呼気ガスを分析する機械）により安静時エネルギー消費量（REE）を測定して算出する（REEはBEEとほぼ同じ）
③ハリス-ベネディクトの式を用いてBEEを予測し，活動量や病態によるエネルギー代謝の変化を考慮して算出する

現実的には，体重あたり25〜30kcalを基準として算出する方法を推奨する．しかし，エネルギー投与量はさまざまな要因で変動することを理解しておく必要がある．これらの方法により算出したエネルギー量で栄養管理を開始し，モニタリングにより再評価し，必要があれば調整していく方法で管理すれば，かなり適切な栄養管理が実施できる．投与量が必要量を下回れば栄養障害を招

エネルギー消費量・投与量の算出方法

【例】 65歳女性，身長160 cm，体重50 kg，絶食状態，必要栄養量を静脈栄養で投与する場合

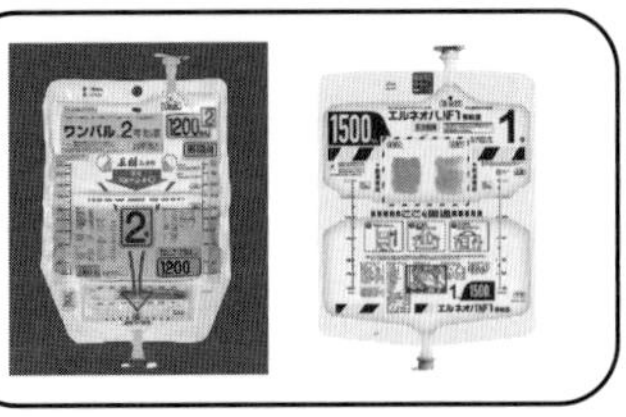

①体重あたり25〜30 kcalとして計算する

50 kg×25＝1,250 kcal
50 kg×30＝1,500 kcal
⇒院内で採用されているTPNキット製剤を利用する
（例） ・ワンパル2号1,200 mL（1,260 kcal）
・エルネオパNF 1,500 mL（1,230 kcal）
（水分量，エネルギー量，ビタミンおよび微量元素含有量に注意する）
※感染がある場合，術後状態等，侵襲下にある場合には血糖値などをモニターしながら増減する

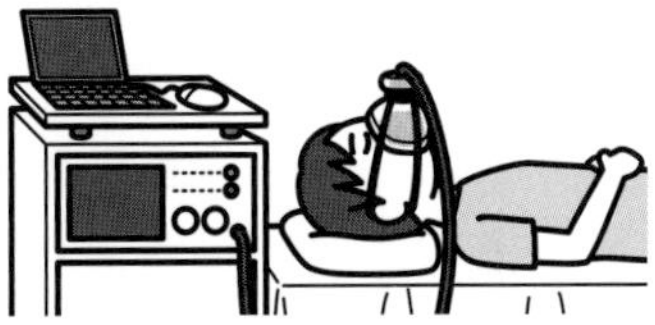

②間接カロリメトリーでREEを測定する

この方法は，ICUなどでは実施できるが，一般病床ではなかなか実施できない．REEが測定できる機械を有する場合には有用である

③ハリス-ベネディクトの式を用いる

＜基礎エネルギー消費量の算出＞
655.0955＋9.5634×体重（kg）＋1.8496×身長（cm）－4.6756×年齢（歳）
⇒本例で計算すると1,135 kcalとなる
＜エネルギー必要量の算出＞
活動係数はベッド上安静（1.2），ストレス係数は軽度のストレス（1.1）と設定する．この活動係数とストレス係数は，自分で決める必要があると考えておく
1,135×1.2×1.1＝1,498.2 kcal
これを目安にして実際のエネルギー投与量を決定する

くが，逆に上回れば過剰栄養となり，さまざまな合併症が発生するリスクがある．

また，この方法では，どの体重を用いるかも重要である．通常はその時点での体重で計算するが，いわゆる過体重の場合は，理想体重（BMIとして22）を用いることが多い．特に注意すべきは，慢性的な高度の栄養障害を有する患者に対して栄養管理を開始する場合で，急激に高エネルギーを投与すれば**リフィーディング症候群**※1を発症することがあるので注意が必要である．

エネルギー投与を開始した後は，定期的にモニタリングを行って効果を確認することが重要である．

※1 re：再び，feeding：栄養摂取．再栄養による代謝性の合併症．

（井上善文）

LECTURE 13 - 3

経腸栄養法

POINT

有効な経腸栄養を実施するためには，経腸栄養剤の特徴を理解して選択すること，適切に合併症を予防することが重要である．

経腸栄養法は消化管内に栄養素を投与する方法なので生理的である．しかし，経口栄養法のほうが生理的であることはいうまでもない．

1 経腸栄養剤の分類と選択（図①）

経腸栄養剤（濃厚流動食）は，三大栄養素，ビタミン，微量元素，塩分（電解質）等で構成されているが，窒素源により**消化態栄養剤**（アミノ酸，ジペプチド，トリペプチド）と**半消化態栄養剤**（蛋白質）に分類される．消化態栄養剤のうち，窒素源がアミノ酸で構成されているものを，特に**成分栄養剤**という．その選択の原則は，消化能が障害されている場合は消化態栄養剤を，消化能に問題がない場合は半消化態栄養剤を選択する．

病態別栄養剤という分類もある．肝不全，腎障害，耐糖能異常，呼吸不全，等の病態を考慮した経腸栄養剤が開発されている．また，免疫能強化栄養剤も市販されている．適正に使用するためには病態とこれらの経腸栄養剤の特徴を理解する必要がある．

近年，わが国では粘度を有する経腸栄養剤（**半固形状流動食**）が開発されている．胃食道逆流や誤嚥性肺炎の予防，短時間の注入が可能で介護者の負担が軽減される，リハビリテーション等のための活動時間が確保できる，等の利点が期待されて使用されている（**図②**）．

2 経腸栄養に伴う合併症の予防

投与経路の管理を適正に実施する必要がある（**図③**）．合併症としては消化器系合併症に特に注意すべきで，下痢，嘔吐，誤嚥性肺炎が重要である．

最も注意すべき合併症は**下痢**である．下痢の原因（経腸栄養剤の浸透圧，消化吸収能，投与速度，等）はさまざまであるが，特に感染性下痢に注意が必要である．これは，管理上の問題で，経腸栄養剤および投与経路（容器や投与ライン）の汚染予防対策が重要である．近年，感染防止の観点から容器や投与経路の単回使用が進んでいる．

嘔吐，**誤嚥性肺炎**は胃食道逆流に伴うもので，投与速度および投与量，投与時の体位等を工夫する必要がある．誤嚥性肺炎は非常に重篤な合併症につながるので，予防対策を講じながら実施しなければならない．近年，半固形状流動食がその対策として用いられている．ただし，どの程度の粘度であれば胃食道逆流を防ぎ誤嚥性肺炎を予防できるかについては，明確なエビデンスはない．とろみ状流動食（粘度は100～2,000 mPa・s程度）が多用される傾向があるが，この程度の粘度で胃食道逆流を防げるというエビデンスはない．

（井上善文）

経腸栄養法

①経腸栄養剤の分類

- 経腸栄養剤
  - 医薬品 経腸栄養剤
    - 成分栄養剤（窒素源：アミノ酸）　エレンタール，ヘパンED，エレンタールP
    - 消化態栄養剤（窒素源：アミノ酸，ジペプチド，トリペプチド）　ツインラインNF
    - 半消化態栄養剤（窒素源：蛋白質）　エンシュア・リキッド，エンシュア・H，エネーボ，ラコールNF，ラコールNF配合経腸用半固形剤，アミノレバンEN，イノラス
  - 食品 濃厚流動食
    - 消化態栄養剤　ペプチーノ，ペプタメンAF，ペプタメンスタンダード，ペプタメンインテンス
    - 半消化態栄養剤　CZ-Hi，テルミール，メイバランス，PGソフト，カームソリッド．メイグット，グルセルナ，レナジー，レナウェル，リーナレン，ヘパス，エコフロー，等

（病態別経腸栄養剤，半固形状流動食のほとんどは半消化態栄養剤に含まれる）

②半固形状流動食に期待されている効果

① 胃食道逆流の減少
② 誤嚥性肺炎の予防
③ 短時間の注入
④ 介護者の負担軽減
⑤ リハビリテーション等のための活動時間確保
⑥ 褥瘡の予防・治療
⑦ 栄養剤の胃内停滞時間の延長
⑧ 下痢の予防
⑨ 血糖値安定
⑩ 胃瘻周囲からの漏れと皮膚障害の軽減
⑪ 生理的消化管運動
⑫ 生理的消化管ホルモン分泌
⑬ 生理的消化管機能

③胃瘻を用いた経腸栄養法

1 経腸栄養剤

バッグ型製剤を用いる方法（RTH方式）と，缶や紙パックに入った製剤を別の容器に移し変えて投与する方法（TTB方式）がある．TTB方式では経腸栄養剤の汚染に注意しなければならない．

2 投与ライン

ポンプを用いる方法と自然滴下で投与する方法がある．ポンプを用いる場合は，専用のラインを用いる必要がある．半固形状流動食の場合，用手的に投与する，加圧バッグを用いる方法等がある．接続方式が誤接続防止を目的とした国際規格（ISO80369-3）に変わりつつある．

3 胃瘻

この方法で，胃瘻だけでなく，経鼻カテーテル，空腸瘻等から経腸栄養を実施できる．

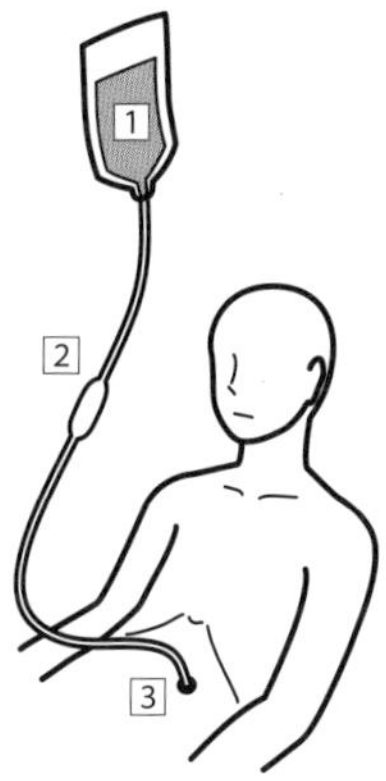

RTH：ready-to-hang
TTB：transfer-to-bag/bottle

LECTURE 13 - 4

静脈栄養法

POINT

静脈栄養法は，感染対策を適切に講じ，輸液の組成，投与量を把握しながら実施することが重要である．

静脈栄養法は，カテーテルを用いて静脈内に栄養輸液を投与する方法である．末梢静脈栄養法（PPN）も中心静脈栄養法（TPN）も，輸液製剤はキット化されているので，容易に実施できると考えがちであるが，組成をきちんと理解せずに実施すると重篤な合併症が発生する恐れがある．

1 PPN（末梢静脈栄養法）（図①）

現在最もよく用いられているのは，**7.5%グルコース**＋**3%アミノ酸**＋**電解質**の製剤（PPN輸液）で，浸透圧比（生理食塩液に対する）は約**3**である．これ以上の浸透圧比の輸液は末梢静脈からは投与できない．PPN輸液を500 mL投与しても，210 kcal，アミノ酸として15 gしか投与できない．そのため「PPN輸液を1,000 mL投与すれば栄養管理が実施できている」と考えてはいけない．この程度のエネルギー量で1週間も管理すれば，逆に栄養障害に陥らせることになる．

また，現在使用されているPPN輸液は汚染した場合，微生物の増殖速度が速いので，カテーテル関連血流感染症のリスクがある．末梢静脈カテーテルは**96時間**以上留置しない，可能な限り混注しない，輸液ラインを無菌的に管理する，等の対策が重要である．

2 TPN（中心静脈栄養法）（図②③）

TPN輸液は，高濃度グルコース液，アミノ酸液，電解質にビタミンおよび微量元素を加えた基本処方に，**脂肪乳剤**を側注して実施する．微量元素および総合ビタミン剤が配合されたキット製品を用いることにより，比較的容易に必要最低限のTPNを実施できるようになっている．これらの製品を用いれば，TPNに伴う合併症であるビタミンB_1欠乏症や微量元素欠乏症が発生するリスクは低い．重要なのは，これらのTPNキット製剤を用いない場合の輸液組成の理解である．たとえば，腎障害に対する栄養輸液の場合には，TPN用総合ビタミン剤を投与しなければビタミンB_1欠乏による乳酸アシドーシス，Wernicke脳症等を引き起こす恐れがある．また，微量元素を投与しないでTPNを実施すれば，亜鉛欠乏症，銅欠乏症等をきたす恐れがある．さらに，長期症例ではセレン欠乏症に注意しなければならない（下肢筋肉痛や心不全）．基本的な代謝性合併症として，高血糖と低血糖が重要で，これらは定期的なモニタリングを行うことにより予防することができる．TPN開始時には，1号輸液で開始し，血糖値を確認しながら段階的に2号輸液，3号輸液へと上げていく．低血糖は，TPNを突然中止することにより発生する．入浴時等，突然TPNを中止すると反応性に低血糖になるので注意が必要である．

TPN管理においては，まずは中心静脈カテーテルを**安全に挿入する**ことが重要である．その後は，特に感染対策が重要である．**カテーテル関連血流感染症**により病態が重篤化するだけでなく，真菌による感染の場合には真菌性眼内炎を併発して失明する，等の合併症も発生し得る．

静脈栄養法

①PPNの実施方法

基本的に，PPNだけで必要なエネルギー量を投与することはできないので，2週間以内に限定すべきとされている．しかし，静脈炎の問題，必要エネルギー量・栄養量を考慮して，実施期間を決定する．必ず，投与水分量，エネルギー量，アミノ酸投与量は把握しておく．

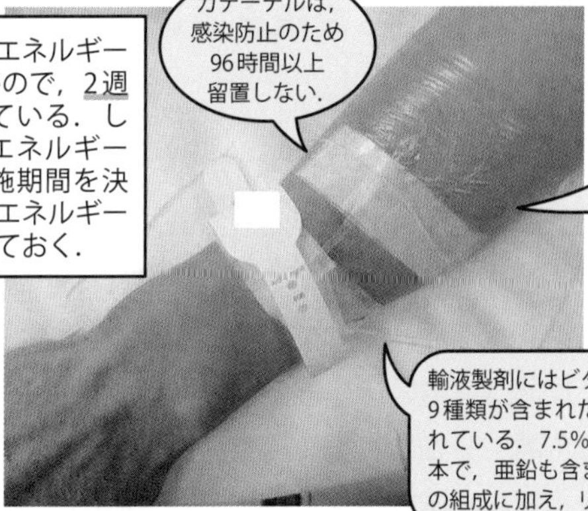

カテーテルは，感染防止のため96時間以上留置しない．

PPN輸液をCVCから投与してはいけない．

輸液製剤にはビタミンB_1入り製剤と水溶性ビタミン9種類が含まれた，アミノ酸加糖電解質液が用いられている．7.5%グルコース，3.0%アミノ酸液が基本で，亜鉛も含まれている．電解質組成は維持輸液の組成に加え，リン，マグネシウムも含まれている．

②TPNの実施方法

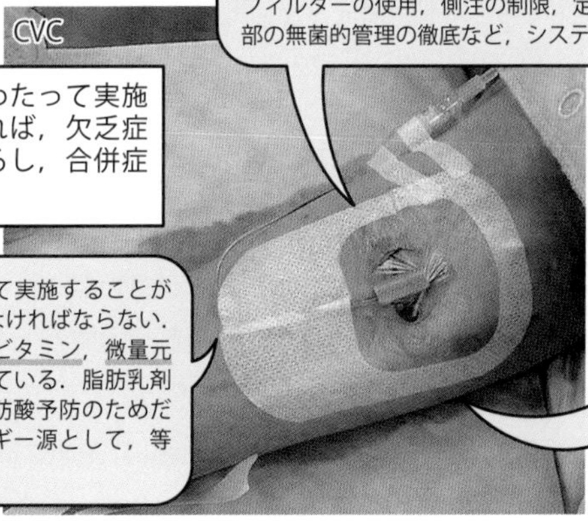

カテーテルの感染予防対策を適切に講じる必要がある．インラインフィルターの使用，側注の制限，定期的な輸液ラインの交換，接続部の無菌的管理の徹底など，システムとして管理する必要がある．

適正に管理すれば，年余にわたって実施できる．輸液組成を検討すれば，欠乏症を起こすことなく管理できるし，合併症も予防できる．

輸液製剤はTPNキット製剤を用いて実施することが多いが，その組成を理解しておかなければならない．グルコース，アミノ酸，電解質，ビタミン，微量元素がTPNキット製品には配合されている．脂肪乳剤は側注の形で投与できる．必須脂肪酸予防のためだけでなく，脂肪肝の予防，エネルギー源として，等の目的も考慮して投与する．

近年CVCとしてはPICC（末梢挿入式中心静脈カテーテル）がよく用いられるようになっている．鎖骨下穿刺や内頸静脈穿刺に比べると挿入時の安全性が高い．

③TPN管理のポイント

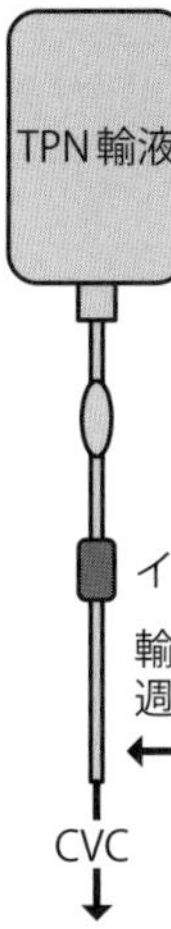

- TPN基本液は，可能な限りキット製品を用いる
- 至適NPE/N比は150
- 微量元素，TPN用総合ビタミン剤を毎日投与する
- ビタミンB_1の推奨投与量≧3 mg/日
- 血糖値＞200 mg/dLの場合には，インスリンをグルコース10 gに対して1単位の比率でバッグに混入する（初期量）．定期的に必ず血糖チェックを行う
- TPNを開始する場合は，グルコース濃度を10%→15〜18%→20〜25%と徐々に上げていく（慣らしの期間）
- 高度栄養障害症例にTPNを開始する場合は，電解質（P, K, Mg）濃度に特に注意し，水分バランスを厳重にチェックする（リフィーディング症候群予防）

インラインフィルターを必ず装着する

輸液ライン，ドレッシングは曜日を決めて週1回定期的に交換する

脂肪乳剤

- 必須脂肪酸欠乏症予防のためには20%脂肪乳剤100 mL製剤を週2回以上投与する
- 推奨される脂肪乳剤の投与速度は20%製剤で（体重÷2）mL/時

CVC：中心静脈カテーテル，NPE：Non-protein energy

（井上善文）

LECTURE 14 - 1

摂食嚥下のメカニズム

PT・OT 国試出題

POINT

摂食嚥下とは，食べ物を口腔から食道まで送る食塊移送と喉頭を閉鎖する2つのプロセスである.

1 摂食嚥下とは

摂食嚥下とは，「**食べる，飲む**」を指し，食べ物や飲み物を口に運び，口にとり込み，咽頭を経て，胃へと送り込む一連の過程を指す．普段何気なく行っているが，この一連の過程には，多くの神経・筋が動員され，口腔，咽頭，喉頭，食道等の諸器官が時間的調整を図りながら協調する力学的運動である．一連の運動は食物の位置で分類され，食物を口腔から咽頭へ移送する**口腔期**，咽頭から食道へ移送する**咽頭期**，食道から胃へ移送する**食道期**に分類される．臨床的には，この前段階である食物を認識したり食物を口に運んだりする動作も**先行期**として嚥下の一部ととらえる．口腔期から食道期の運動は，高速で複雑な運動であるが，大別すると，①口腔から食道へ食塊を完全に移送する，②食物が誤って気道に入っていかないように気道を防御する，という 2 つの働きにまとめられる.

2 第一の働きは食塊移送

捕食された食物は，口腔から咽頭へ，咽頭から食道へと移送される．この移送に必要な力は食塊を推進していく力で，口腔，咽頭それぞれでつくられる．口腔から咽頭へ（口腔期）は随意運動によって操作できるが，咽頭以降は反射によって制御される.

口腔での推進力は，主に舌の挙上運動でつくられる．舌は，徐々に口蓋との接触面積を増やし，食塊を口腔後方へと移送させる．舌と口蓋とで食塊を押し出す十分な力を形成できると，舌の後方部から背側が下方に下がり，食塊は咽頭内に移送される.

咽頭では，普段は呼吸のため開放されている腔を閉鎖し咽頭内で推進力を生成しながら，閉鎖している食道の入口が開く．開放されている腔とは鼻咽腔であり，口腔・咽頭で生成した圧が鼻腔から逃げることを防ぐために閉鎖する．咽頭内での推進力は，舌根部と咽頭後壁の接触によりつくられ，食物の後端に力を入れ下方へと押し出す．ほぼ同じタイミングで食道の入り口が開き，食塊を食道へと移送する.

3 第二の働きは気道防御（図①，②）

正常嚥下の 2 つ目の要素は，嚥下中に気道に飲み物や食べ物が入らないように気道を防御することである．「呼吸の道」と「摂食嚥下の道」が完全に独立していれば必要ないことであるが，ヒトは進化の過程で，鼻腔から気管へと続く「呼吸の道」と，口腔から食道へと続く「摂食嚥下の道」を咽頭内で共有することになった．通常は，呼吸路として働いているが，嚥下のときは瞬時に気道を閉鎖して「摂食嚥下の道」に切り替える必要がある．この切り替えに失敗すると，気道に食物が誤って入り（**誤嚥**[※1]），重篤な場合は死をもたらす．そのため，強固なガードでもって気道を閉鎖

摂食嚥下のメカニズム

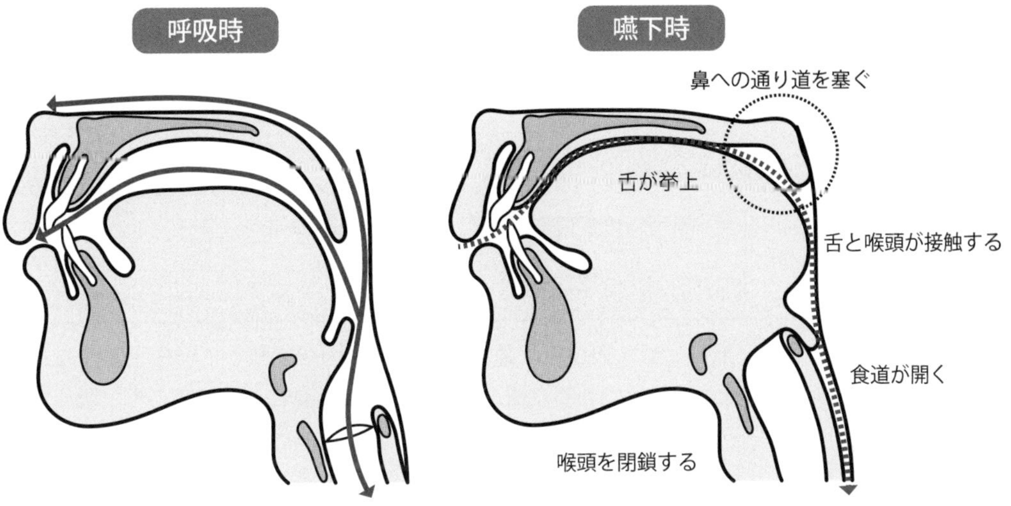

する必要があり，3 つの弁の閉鎖構造で成り立つ．1 つ目は**声帯の閉鎖**，2 つ目は**喉頭前庭閉鎖**[※2]，3 つ目は**喉頭蓋の反転**である．

※1　食物が気道に入ること．

※2　披裂が内転しながら喉頭蓋に向かって前方上方に挙上し喉頭蓋と接触することで，喉頭前庭の空間を完全に閉鎖する．

4 摂食嚥下障害とは

前述した 2 つの働きが正常に機能しないと**摂食嚥下障害**を引き起こす．第一の働きである食物移送がうまくいかないと残留[※3]を引き起こす．また第二の働きである気道防御がうまくいかないと誤嚥を引き起こす．食物路と呼吸路の微細な切り替えは高度に発達した脳と神経により調整されており，加齢や疾患により影響を受けやすい．

摂食嚥下の目的は栄養摂取であり，生きて活動をするために不可欠であるが，それだけにとどまらず社会的な交流手段や，食を純粋に楽しむ等，生活を豊かにする重要な要素である．したがって，摂食嚥下障害は，単に生きるために必要な栄養が摂取困難という問題にとどまらず，生きる喜びの喪失にもつながりかねない，生活の質（QOL）に直結する深刻な問題でもある．

※3　食物が嚥下後も口腔・咽頭に残留すること（口腔内残留，咽頭残留）．

（稲本陽子）

LECTURE 14 - 2

嚥下障害の臨床的評価

PT・OT・ST
国試出題

POINT

嚥下運動は外部からは観察不可能な運動である．そのため，嚥下障害があると診断されたら嚥下造影検査や嚥下内視鏡検査で嚥下動態を可視化し，嚥下障害の病態を理解し，対応を考える必要がある．

嚥下機能評価の基本的な流れは，問診・身体所見，スクリーニング，画像による評価である．そして一連の評価に基づいて嚥下障害の重症度を判定し，ゴールと治療法を決定する．

1 問診・身体所見

問診[※1]は，現在の症状を把握して，摂食嚥下障害の有無や原因を判断していく手がかりとなる診断の第一段階である．自覚症状からの判断方法として質問紙も有効に使われており，臨床場面で活用されている．

身体所見では，全身症状，局所症状を把握して，摂食嚥下障害が引き起こしている二次的問題の有無や種類，嚥下障害のリハの阻害となる問題点等を把握する．意識レベル，栄養状態等の全身状態，呼吸器症状[※2]，血液検査結果[※3]，嚥下に関連する脳神経の神経学的所見，声質，嚥下運動に影響を与える頸部・体幹・上肢機能の運動・感覚機能所見，ADL等が含まれる．

※1　主訴，徴候，病歴，摂食状態，薬剤について聞き取ること．
※2　呼吸困難，発熱，肺雑音，チアノーゼ等誤嚥性肺炎の徴候の有無について確認する．
※3　低栄養，脱水の有無，炎症反応等を確認する．

2 スクリーニングテスト

嚥下障害の患者を判別する「ふるい分け」が目的となる．そのため，簡便，短時間で行えること，侵襲が少ないこと，低コストであることが条件となる．現状では，どれ１つをとっても完全なスクリーニングテストはないため，複数のテストを組み合わせて精度を上げている．

国際的に最もよく行われているスクリーニングテストは，水飲みテストである．日本では，3mLの冷水を口腔に注ぎ嚥下を指示し，むせの有無や呼吸状態や声質の変化を判定する「**改訂水飲みテスト**」がよく用いられる．またこのテストと合わせて高頻度で用いられるのが「**反復唾液嚥下テスト**」である．この検査では30秒間にできるだけ多く唾液を嚥下させ，何回嚥下できるかを測定する．30秒で**3回**未満であれば陽性で，嚥下障害の疑いありとなる．

スクリーニングでは，異常の有無がわかっても対処法等に関する情報は乏しいため，結果次第で次に述べる画像検査による評価が必要である．

嚥下障害の画像診断

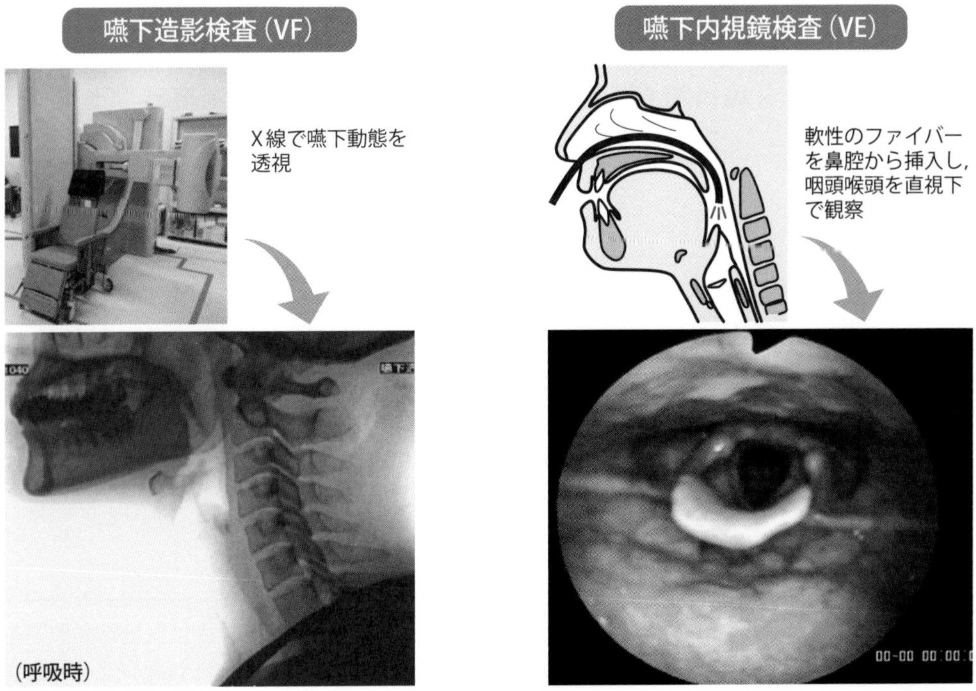

3 画像診断（VF, VE）

嚥下運動はいったん口腔にとり込まれてからは外からはみえない運動である．みえない運動に対し，症状を分析して訓練内容を決めていくことは至難の業である．そこで，嚥下動態を目に見える形で可視化するために**嚥下造影検査**（VF）や**嚥下内視鏡検査**（VE）による画像診断を行う．両者の検査により諸器官の運動と食物の動きを可視化できるため，嚥下動態を分析し，摂食嚥下障害の原因の評価，および治療的介入の立案が可能となる．重大所見である誤嚥と咽頭残留（**梨状窩**や喉頭蓋谷に好発）の有無だけでなく，誤嚥や咽頭残留を引き起こさない食形態を見つけ出し，さらに誤嚥や咽頭残留を引き起こすメカニズムを考えながら誤嚥や咽頭残留を軽減できる方法を探し出すことが重要である．

VFは，X線透視下に口腔期から食道期までの嚥下動態を観察する検査法である．一方，VEは，経鼻的に内視鏡を挿入し，安静時と嚥下時の咽頭と喉頭を直視下に観察する検査法である．両者は観察可能なものが異なる点で相互に補い合う検査法である．VFは，食物が口腔から食道まで移送される一連の流れを観察できるため，嚥下反射が惹起された後も食物の流れや諸器官の動きを観察できる．一方で，VEは嚥下反射惹起とともに画面が真っ白になる（ホワイトアウト）ため，嚥下反射惹起後は食物の流れや諸器官の動態を観察できない．VEは嚥下前の咽頭・喉頭内の痰や唾液の状態や声門閉鎖が観察できる点，および咽頭・喉頭の感覚を評価できる点が有用である．理想的には両方の画像検査を行うことが治療指向的評価として望ましい．（稲本陽子）

LECTURE 14 - 3

嚥下障害の間接訓練

PT・ST 国試出題

POINT

間接訓練は，食物を用いずに嚥下諸器官の運動練習をする介入法である．重要な点は，十分な負荷量（強度，回数，頻度）を設定し，訓練時間だけでなく，自主トレーニングにて十分な訓練量を確保することである．

1 嚥下訓練

リハ医学の中心は活動であり，リハはその活動を再建していく．摂食嚥下リハでの活動とは「食べる」ことで，訓練は「食べる」ことに必要な諸器官の運動を改善することに重きをおく**間接訓練**と，実際に食べることを練習してこれらの諸要素を「食べる」という行動に統合していく**直接訓練**からなる．どちらか一方で十分ということはなく，間接訓練での土台づくり，それを実践させる直接訓練による摂食練習の両方が嚥下機能改善の必須条件となる．LECTURE 14-3では土台づくりの間接訓練について，LECTURE 14-4で実践練習の直接訓練を概説する．

2 間接訓練（図）

間接訓練は，食物を用いずに嚥下諸器官の運動を行うことで機能を改善させる基礎訓練である．リスクが低く安心して施行できる一方で，諸器官の運動が実際の嚥下と結びつきにくいという理由で訓練の理解が得られにくい．間接訓練では，改善すべき嚥下機能に対して，その機能に必要な諸器官の**可動域拡大**，**筋力増強**[※1]，**協調性向上**をはかる．評価にて，問題となっている主症状から機能障害を抽出し，諸器官を特定し訓練を考える．通常の活動強度より強い負荷を与えなければ，筋力は上がらないことを念頭に置きながら十分な強度と量を調整する．

※1　筋力，瞬発力，持久力を上げる．

3 口腔期の練習

口腔期に必要な機能は，開口，口唇閉鎖，食塊保持，咀嚼，食塊形成，送り込みであり，関与する諸器官は**舌**，**口唇**，**下顎**，**頬**，**軟口蓋**である．これらの諸器官の可動域，筋力増強，協調性の練習を実施し，各々の機能改善をはかる．この中で，舌の運動は最も重要であり，挙上練習，捻転練習，後退練習等がある（**図**①～④）．たとえば，送り込みの練習では，舌の可動域練習および舌の筋力増強（舌背挙上練習，舌後退練習，舌尖挙上）にて筋力，持久力，瞬発力を鍛え，さらに舌と他の諸器官との協調性の練習（**図**⑤）を実施する．

4 咽頭期の練習

咽頭期に必要な機能は，鼻咽腔閉鎖[※2]，舌骨・喉頭挙上，喉頭閉鎖，咽頭送り込み，食道入口部（UES）開大で，関与する諸器官は**軟口蓋**，**舌骨**，**喉頭**，**咽頭**，**食道**である．舌骨・喉頭挙上と食道入口部開大不全に対する練習法には，筋力増強練習と嚥下手技の獲得が挙げられる．筋力増強練習には，臥位で両肩を付けた状態でつま先を見るように頭部のみを持ち上げるシャキアエクササ

嚥下障害への間接訓練の例

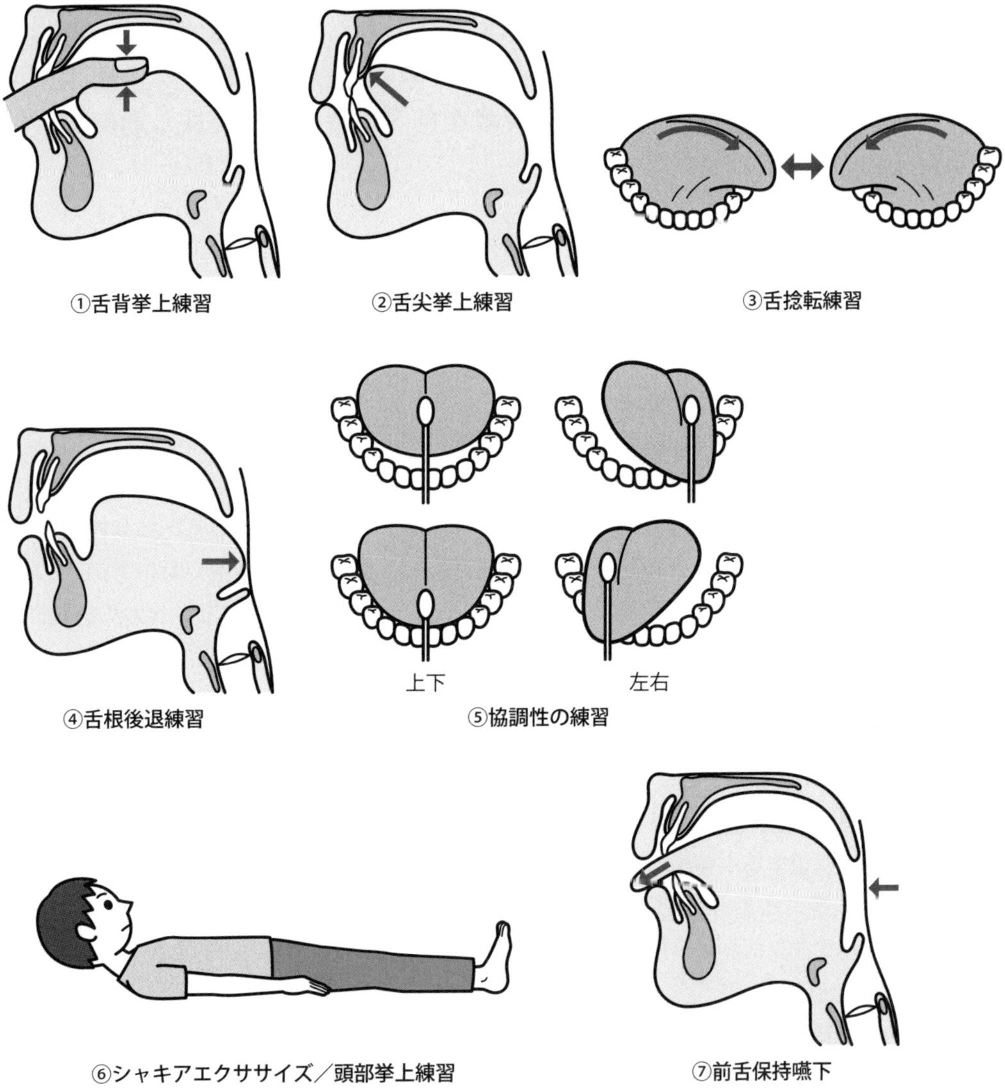

〔才藤栄一・植田耕一郎（監修）：摂食嚥下リハビリテーション　第3版．pp201-205，医歯薬出版，2016より作成〕

イズ/頭部挙上練習が，嚥下手技には，嚥下中に舌骨喉頭を最大挙上位で保持するメンデルソン手技が該当する．また咽頭収縮の練習は，咽頭の前側を形成する舌根の後退を強化する練習や，咽頭収縮を鍛える前舌保持嚥下[※3]（**図⑦**）等がある．

※2　軟口蓋が挙上し咽頭と接触し，鼻腔と咽頭腔を遮断する．

※3　挺舌し，舌尖部を上下切歯で軽く噛むように保持し，そのまま空嚥下する練習法．

（稲本陽子）

LECTURE 14 - 4

嚥下障害の直接訓練

PT・ST 国試出題

POINT

直接訓練は，実際に嚥下を練習する介入法である．間接訓練で鍛えた嚥下諸器官の可動域・持久力・協調性を，実際の嚥下に統合していく．重要な点は，食物形態や姿勢の調整を用いて最適なレベルの課題を提供し効率よい学習を促すことである．

1 直接訓練

直接訓練は，**食物を用いて実際に嚥下をさせ**機能改善をはかる摂食訓練である．食べる機能をよくするために食べる練習をするという意図がわかりやすく，理解が得られやすい．また運動の転移※1も得られやすい．しかしその反面，肺炎や窒息等リスクを伴う訓練でもある．

直接訓練は，運動学習が基本となる．学習を効率的に導くためには，難易度の調整が重要である．なぜなら，行うことのできない課題は練習ができず，いつまでたってもうまくならないからである．目標である常食を調整なしで摂食する課題は，ほとんどの患者にとって困難な課題である．そのため，より簡単で類似した課題を調整する必要がある．最適な課題を乗り継いでいくことで，目標の課題まで段階的にアップしていくことができ，食べる機能を再建できる．課題の調整は，食物形態，姿勢調整，嚥下手技の3つで調整できる．また課題調整とともに，促通して一時的にレベルを上げたうえで実施することが有効である（**図①**）．

※1　"運動A" が "運動B" をうまくすること．

2 課題調整法

①**最適な食形態を提供する**：食塊の物性と量の違いによって誤嚥のしやすさは異なり，とろみをつける増粘剤を少量付加する（とろみ水），一口量を少量に調整する等の試みで誤嚥や咽頭残留が軽減できる．基本的にはとろみが付加されたもの，まとまりやすいもののほうが簡単であり，ゼリー（**図②**）→とろみ水→固形物→液体→混合物※2の順に難易度が上がる．

②**最適な姿勢を推奨する**：体位を調整することで，食塊の通過速度や経路を変化させ，誤嚥や咽頭残留を軽減できる．重力を利用したものにリクライニング位（**図③**），また空間を操作するものとして頸部回旋，頭部屈曲・頸部屈曲がある（**図④⑤**）．最適な姿勢を調整して直接訓練を実施し，適宜再評価を実施し，嚥下能力の改善に合わせ段階的に座位へと近づけていく．

③**嚥下手技を学習し用いる**：通常は意識しない嚥下運動に意識を向け，随意的な調整をして嚥下方法を変える．新しい嚥下パターンを学習し，「コツ」をつかむことである．たとえば，喉頭閉鎖は，通常嚥下中に起こるものであるが，嚥下前から声帯を閉鎖して喉頭閉鎖を早期に起こし，維持したまま嚥下をする手技として息こらえ嚥下法がある．多くの場合，手技の獲得には繰り返しの練習が必要である．また適切なフィードバックは，より効率的な学習をもたらす．

※2　固形物と液体の物性が混在した食物（例：ミカン，みそ汁）．

嚥下障害への直接訓練

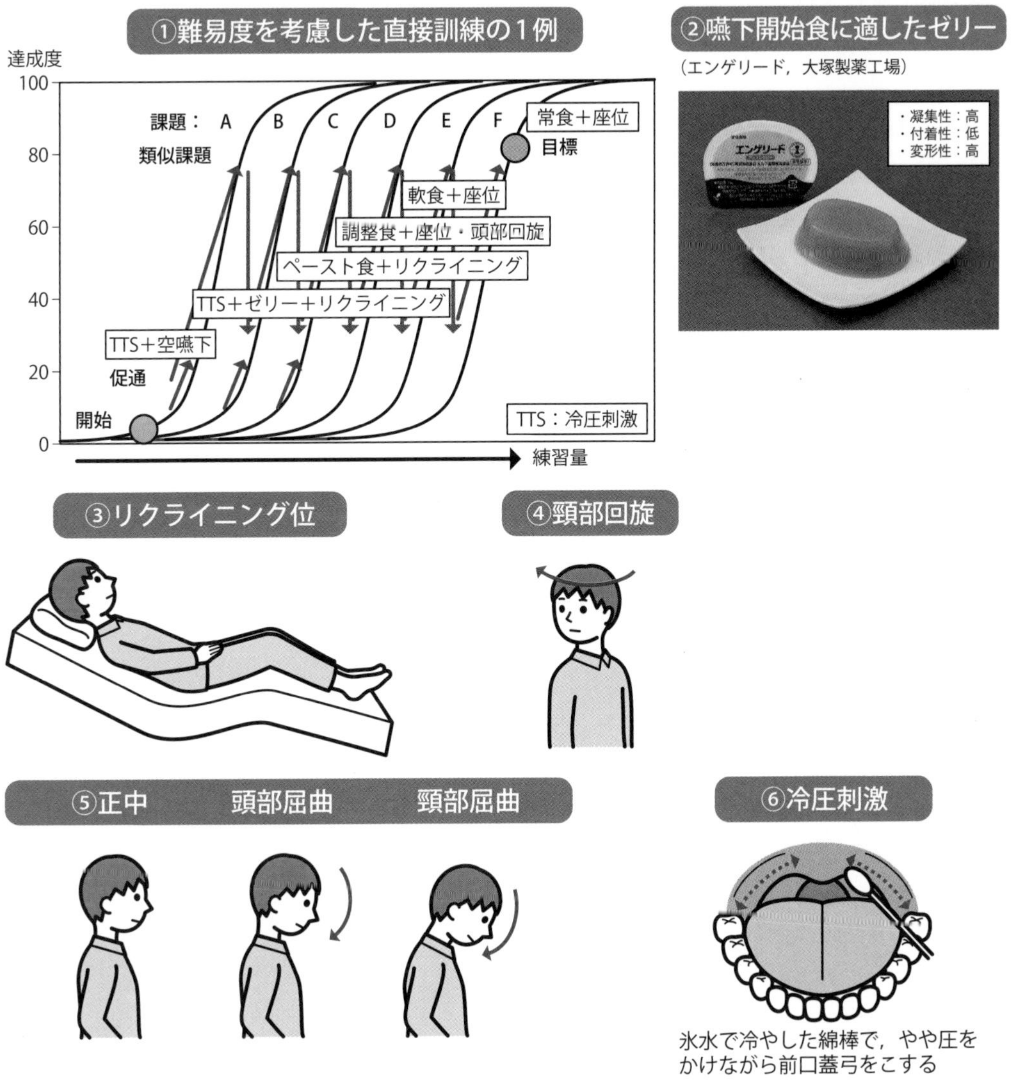

〔②～⑥は，稲本陽子・他（編著）：Dysphagia Evaluation and Treatment From the Perspective of Rehabilitation Medicine 日本語版 リハビリテーション医学に基づいた摂食嚥下障害の評価・対応．医歯薬出版，2019より作成〕

3 促通法

嚥下において促通とは，嚥下を起こりやすくする状況をつくることである．冷刺激や触圧刺激（**図⑥**）が口腔内に加わると，嚥下を誘発するための感受性が高まり，一時的に嚥下の惹起が高まる．直接訓練では，促通して嚥下反射の惹起性を高めたうえで，最適な難易度の食物形態，姿勢，嚥下手技を用いて嚥下を繰り返し練習することが有効である．

（稲本陽子）

★★：国家試験で問われやすい項目
★：各LECTUREで要点となる項目

LECTURE 2-1 元素・原子・分子 (p18)

★物質を構成している基本的な成分	**元素**
人体の約96%を構成する4元素	**O(酸素)，C(炭素)，H(水素)，N(窒素)**
★元素としての固有の性質をもつ最小の単位	**原子**
★決まった種類の原子が決まった数だけ結びついた粒子	**分子**
分子が多数縮合したもの	**高分子**
生体に存在する高分子	**生体高分子**

LECTURE 2-2 化学結合 (p20)

★原子間の化学結合には以下の4つがある	
①陽イオンと陰イオンが結びつく	**イオン結合**
②電子を共有することで結合する	**共有結合**
③非共有電子対を共有することで結合する	**配位結合**
④金属全体を自由に移動できる価電子 (自由電子) による金属原子間の結合	**金属結合**

LECTURE 2-3 酸化と還元 (p22)

★物質が酸素と化合すること，水素を失うこと，電子を失うこと	**酸化**
★物質が酸素を失うこと，水素と化合すること，電子を得ること	**還元**
生体内の酸化反応や紫外線，放射線等で発生するフリーラジカルが引き起こすもの	**疾病や老化**

LECTURE 2-4 同化と異化 (p24)

栄養素から生命維持に必要な物質をつくるために生体内で起こる化学反応	**代謝**
★代謝のうち合成する反応	**同化**
★代謝のうち分解する反応	**異化**
異化の際につくられるエネルギー	**ATP (アデノシン三リン酸)**
ATPの主な働き	**生体成分の合成，筋肉の収縮作用，生体膜の能動輸送**

※要点CheckはCHAPTER 2～14に対応しています.

LECTURE 3-1 蛋白質の分類 (p26)

蛋白質の物理的な構造（4つ）	**一次構造，二次構造，三次構造，四次構造**
蛋白質の分類	
①組成による分類（2つ）	**単純蛋白質，複合蛋白質**
②形状による分類（2つ）	**球状蛋白質，線維状蛋白質**
③溶解性による分類（2つ）	**可溶性蛋白質，不溶性蛋白質**
④電気的性質による分類（3つ）	**酸性蛋白質，中性蛋白質，塩基性蛋白質**

LECTURE 3-2 蛋白質の機能 (p28)

蛋白質の種類	主な機能	蛋白質の例
構造蛋白質	生体構造をつくる蛋白質	コラーゲン，エラスチン，ケラチン
収縮蛋白質	筋肉の収縮や細胞の運動に関与する蛋白質	アクチン，ミオシン
酵素蛋白質	生体内の物質代謝の生体触媒として機能する蛋白質	乳酸脱水素酵素，アラニンアミノ基転移酵素，アスパラギン酸アミノ基転移酵素
防御蛋白質	免疫機能に関与する蛋白質	免疫グロブリン，補体，フィブリン，インターフェロン
輸送蛋白質	生体内物質輸送を担う蛋白質	カイロミクロン
調節蛋白質	生体内の物質代謝速度をコントロールして恒常性を維持する蛋白質	ペプチドホルモン，カルモジュリン，転写因子

LECTURE 3-3 アミノ酸の分類 (p30)

水溶液中のアミノ酸は以下の3つに分類される	
①アミノ基とカルボキシ基が1つずつ存在する	**中性アミノ酸**
②アミノ基が1つなのに対してカルボキシ基が2つ存在する	**酸性アミノ酸**
③カルボキシ基が1つだがアミノ基が複数存在する	**塩基性アミノ酸**
★生合成できない9種類のアミノ酸	**必須アミノ酸**

LECTURE 3-4 アミノ酸の機能 (p32)

★アミノ酸の働き（3つ）	**蛋白質をつくる，エネルギーを産生する，生理活性物質をつくる**
食物由来の蛋白質が消化吸収されたアミノ酸，体蛋白質が分解されて生じるアミノ酸が混在している状態	**アミノ酸プール**
脱アミノ基後の炭素骨格からグルコースを新たに合成すること	**糖新生**

LECTURE 4-1 酵素の分類 (p34)

★ 酵素はその触媒する反応の種類によって次の6群に分類されている

①2種の基質間の酸化還元反応を触媒する酵素	**1群：酸化還元酵素**
②アミノ基やメチル基，リン酸等を他の基質へ転移させる酵素	**2群：転移酵素**
③多糖類や蛋白質等を加水分解する酵素	**3群：加水分解酵素**
④基質の加水分解や酸化還元反応を伴わず，負荷または脱離する酵素	**4群：脱離酵素**
⑤ある基質をその異性体に変化させる酵素	**5群：異性化酵素**
⑥ATPや他のエネルギー源を利用して2つの分子の結合反応を触媒する酵素	**6群：合成酵素**

LECTURE 4-2 酵素の作用機構 (p36)

鍵と鍵穴のように，特定の基質のみが特定の酵素の活性部位に結合することができる性質	**基質特異性**
酵素を構成するもの	**蛋白質**
★ 酵素が最もよく働くpH	**至適pH**
★ 酵素活性が最も高まる温度	**至適温度**

LECTURE 4-3 ホルモンの分類 (p38)

★ 特定の器官から血液中に分泌される化学物質	**ホルモン**
特定の器官からホルモンが血液中に分泌されること	**内分泌**
★ ホルモンの化学構造による3つの分類	**ペプチドホルモン，アミノホルモン，ステロイドホルモン**

LECTURE 4-4 ホルモンの作用機序 (p40)

視床下部から分泌されるホルモン	**放出ホルモン**
下垂体前葉から分泌されるホルモン	**刺激ホルモン**

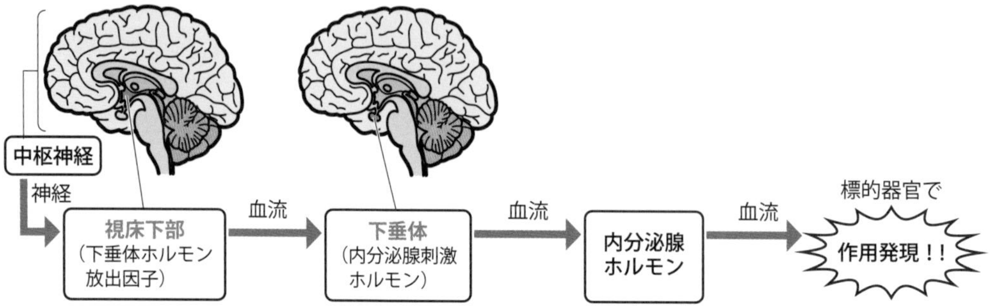

LECTURE 5-1 糖質の分類 (p42)

糖質を構成する3つの元素	炭素(C)，水素(H)，酸素(O)
炭素と水の化合物として表されることから糖質に付いた別名	炭水化物
これ以上簡単にできないところまで分解された糖質	単糖
マルトース，ラクトース，スクロースは何に分類されるか	少糖
デンプン，グリコーゲン，セルロース，キチン，グルコマンナンは何に分類されるか	多糖

LECTURE 5-2 糖質の代謝 (p44)

★ 糖質代謝において細胞の保存食として合成される物質	グリコーゲン
五炭糖を作り出す糖質代謝の経路	ペントースリン酸経路
細胞が血液中の単糖を細胞内に取り込み分解する代謝経路	解糖系
糖質でない物質を材料にしてグルコースをつくり出す代謝経路	糖新生系
★★ 糖新生を促進するホルモン	グルカゴン等

LECTURE 5-3 脂質の分類 (p46)

★ 炭素数による脂肪酸の分類	
①炭素数が4個以下の脂肪酸	短鎖脂肪酸
②炭素数が6～10個の脂肪酸	中鎖脂肪酸
③炭素数が12個以上の脂肪酸	長鎖脂肪酸
炭素間の結合に二重結合が含まれる脂肪酸	不飽和脂肪酸
炭素間の結合に二重結合が含まれない脂肪酸	飽和脂肪酸

LECTURE 5-4 脂質の代謝 (p48)

1日の食事のうち，脂質から供給される摂取エネルギーの割合	約30%
細胞内のエネルギー量が減少してくると血液中から細胞内に取り込まれ分解される物質	脂肪酸
★ 脂肪酸が分解される代謝経路	β酸化
β酸化によって生成される物質	アセチルCoA
長時間の空腹や糖尿病等で過剰に産生されたアセチルCoAから生成される物質	ケトン体

LECTURE 6-1 ビタミンの種類 (p50)

★ヒトが生きていくために必要不可欠で，体内で合成できない有機化合物	ビタミン
ビタミンA，D，E，Kが含まれるビタミンの種類	脂溶性ビタミン
ビタミンB群，ナイアシン，葉酸，パントテン酸，ビオチン，ビタミンCが含まれるビタミンの種類	水溶性ビタミン

LECTURE 6-2 ビタミンの機能 (p52)

★★

種　類	機　能	不足症状および欠乏症
ビタミンA	視覚を調節し，皮膚や鼻の粘膜を正常に保つ	暗所で見えにくくなる（夜盲症） 感染症にかかりやすくなる
ビタミンD	カルシウムとリンの吸収促進， 血中カルシウム濃度を正常に保つ	くる病（幼児），骨軟化症，骨粗鬆症， テタニー
ビタミンB_1	主に糖質からのエネルギー産生に必要	疲れやだるさを感じる 脚気（神経系障害），Wernicke脳症
ビタミンC	コラーゲンの合成に必要 鉄の吸収を促進する他，抗酸化作用もある	歯ぐきや皮膚から出血する（壊血病）

LECTURE 6-3 脂溶性ビタミン (p54)

★いっしょに摂ると脂溶性ビタミンの吸収効率を高めるもの	油
うなぎやレバーに多く含まれる脂溶性ビタミン	ビタミンA
ビタミンA過剰症	食欲不振，頭痛，吐き気，肝障害
魚やきのこ類に多く含まれる脂溶性ビタミン	ビタミンD
ナッツ類，植物油，カボチャ，アボカドに多く含まれる脂溶性ビタミン	ビタミンE
納豆，緑色の野菜，鶏肉，チーズに多く含まれる脂溶性ビタミン	ビタミンK

LECTURE 6-4 水溶性ビタミン (p56)

★いっしょに調理すると水溶性ビタミンを損失させやすいもの	水
水溶性ビタミンを大量に摂取した場合に現れる可能性のある症状	消化不良，発熱
玄米，胚芽米，全粒粉に多く含まれる水溶性ビタミン	ビタミンB_1

LECTURE 7 - 1 消化器官 (p58)

★★

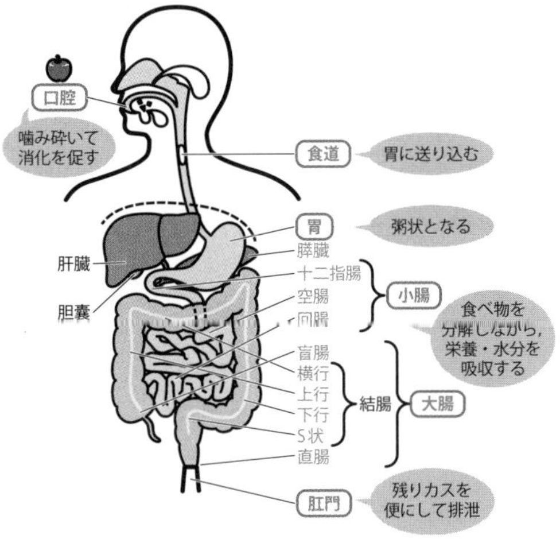

LECTURE 7 - 2 消化過程 (p60)

★★

唾液（α-アミラーゼ：**デンプン**の消化を行う）

胃液（ペプシン：**蛋白質**の消化を行う）

胆汁（胆汁酸：**脂質**の消化・吸収を助ける）

・胃内の停滞時間は糖類より**脂肪**のほうが長い
・胆汁酸は肝臓で**コレステロール**から合成される

膵液 （トリプシン，キモトリプシン，エラスターゼ，
カルボキシペプチダーゼ：**蛋白質**の消化を行う）
（リパーゼ：**脂質**の消化を行う）
（α-アミラーゼ：**デンプン**の消化を行う）

腸粘膜（マルターゼ：**デンプン**の分解物のマルトースの消化を行う）
（ラクターゼ：二糖類の**乳糖**の消化を行う）
（スクラーゼ：二糖類の**スクロース**の消化を行う）
（ジペプチダーゼ：蛋白質分解物の**ジペプチド**の消化を行う）
（オリゴペプチダーゼ：蛋白質分解物の**オリゴペプチド**の消化を行う）

LECTURE 7 - 3 吸収器官 (p62)

★ ほぼすべての栄養素の吸収部位	**小腸粘膜**
アルコールが吸収される主な部位	**胃**
水分が吸収される主な部位	**大腸**
小腸のひだを形成する粘膜に密生するもの	**絨毛**

LECTURE 7 - 4 栄養素の吸収過程 (p64)

★ 濃度の高い部位から濃度の低い部位へと栄養素を取り込む輸送方法	**受動輸送**
★ 濃度の低い部位から濃度の高い部位へと栄養素を取り込む輸送方法	**能動輸送**
小腸粘膜上皮から吸収された水溶性栄養素がたどる運搬経路	**毛細血管→門脈**
小腸粘膜上皮から吸収された脂溶性栄養素がたどる運搬経路	**リンパ管→胸管**

LECTURE 8 - 1　エネルギーとは (p66)

	生体内で生じる種々の仕事に利用される熱量	**エネルギー**
	食物の有する化学エネルギーから体内で変換される高エネルギーリン酸化合物	**アデノシン三リン酸（ATP）**
	食品の有する熱エネルギーの単位	**カロリー（cal）**
	実際の食品のエネルギー価を表す単位	**キロカロリー（kcal）**
★	現在国際的に用いられているエネルギーの単位	**ジュール（J）**

LECTURE 8 - 2　エネルギーの産生 (p68)

	三大栄養素（3つ）	**糖質，脂質，蛋白質**
★	エネルギー産生（糖質代謝）の3つの経路	**解糖系，クエン酸回路，電子伝達系**
★	アミノ酸からブドウ糖を産生する経路	**糖新生**

LECTURE 8 - 3　エネルギーの消費 (p70)

★★	5種類のエネルギー消費量	**基礎代謝量，食事誘発性熱産生，活動時代謝量，成長・発達に要するエネルギー量（小児の場合），利用されずに糞便中に排泄されるエネルギー量**
	①生命維持だけの必要最低限のエネルギー	
	②安静・覚醒状態での座位時のエネルギー代謝	
	③睡眠状態のエネルギー代謝	
	④食事摂取によってエネルギー代謝が亢進した状態	
	⑤日常生活・労働・家事・運動等に伴うエネルギー代謝	
★★	発熱時にエネルギー必要量はどうなるか	**増加する**

LECTURE 8 - 4　活動代謝とエネルギー供給 (p72)

	安静時のエネルギー消費量を除く活動に要したエネルギー量が基礎代謝量の何倍になるかを示した数値	**エネルギー代謝率（RMR）**
★★	さまざまな身体活動時のエネルギー消費量が安静時代謝量の何倍になるかを示した数値	**メッツ（METs）**
★★	エネルギー代謝率の計算式	**労作代謝量÷基礎代謝量**

LECTURE 9-1 運動と蛋白質代謝 (p74)

	さまざまな運動や身体活動を行うときに収縮するもの	筋肉
	筋肉を構成する成分	蛋白質
★	運動中の筋肉で亢進するもの	蛋白質分解
★	蛋白質合成を促進させる運動の種類	レジスタンス運動

LECTURE 9-2 運動と脂質代謝 (p76)

	体脂肪が過剰に蓄積された状態	肥満
	体脂肪の2つの種類	皮下脂肪，内臓脂肪
★★	国際的に広く用いられている肥満度指数	BMI (Body Mass Index：体格指数)
★★	BMIの計算式	体重 (kg) / 身長 (m)^2
	長時間継続可能で体脂肪量を効率よく減らす運動の名称	有酸素運動
	除脂肪量の低下を防ぐウエイトトレーニングのような運動の名称	レジスタンス運動

LECTURE 9-3 運動効果を高める食事・栄養摂取 (p78)

	よりよい運動効果を得るためにバランスをとる必要がある3つの条件	運動・栄養 (食事)・休養
	生命維持に必要な最低限のエネルギー量	基礎代謝量
	生活を営むために必要となるエネルギー量	活動代謝量
★	運動前に高糖質中心の食事を摂り運動中のスタミナ切れを防止する手法	グリコーゲン・ローディング法

LECTURE 9-4 スポーツと栄養 (p80)

★	運動強度が高く無酸素性エネルギー供給系の関与が大きいスポーツ	ハイパワー系スポーツ
	運動強度が低・中等度で有酸素性エネルギー供給系の関与が大きいスポーツ	ローパワー系スポーツ
	ハイパワー系，ローパワー系の両方の特徴をもつスポーツ	ミドルパワー系スポーツ
★	生体内において生成される運動のエネルギー源	高エネルギーリン酸であるATP
★★	20分以上の有酸素運動で多く利用される栄養素	糖質

LECTURE 10-1 リハビリテーション栄養の概念 (p82)

★	国際生活機能分類（ICF）に基づいて評価を行い，リハからみた栄養管理と，栄養からみたリハを行うこと	**リハビリテーション栄養**
	障害者の生活機能を「健康状態，心身機能・身体構造，活動，参加，環境因子，個人因子」の6つに分類して全人的に評価するツール	**国際生活機能分類（ICF）**
★★	進行性，全身性に認める筋肉量減少・筋力低下	**サルコペニア**
★★	加齢により健康障害を起こしやすい脆弱な状態	**フレイル**

LECTURE 10-2 リハビリテーションと栄養の関連性 (p84)

★	リハを必要とする患者の多くにみられる栄養状態	**エネルギー不足，低栄養，サルコペニア**
	適切な栄養介入とレジスタンス運動の併用がもたらすこと	**筋蛋白合成系の活性化，骨格筋量の増大**
	リハ栄養によるADL・QOLの改善が認められている病態	**大腿骨頸部骨折，サルコペニア**

LECTURE 10-3 リハビリテーション栄養ケアプロセス (p86)

★	栄養状態・サルコペニア・フレイル等の問題に対して質の高いリハ栄養ケアを行うための問題解決手法	**リハビリテーション栄養ケアプロセス**
	リハ栄養ケアプロセスの5つの段階	**①リハ栄養アセスメント・診断推論 ②リハ栄養診断 ③リハ栄養ゴール設定 ④リハ栄養介入 ⑤リハ栄養モニタリング**

LECTURE 10-4 リハビリテーション栄養における多職種連携 (p88)

	リハ栄養を実施する医療チームの名称	**リハNST**
	リハNSTを構成する職種	**医師，管理栄養士，PT，OT，ST，看護師，薬剤師，歯科医師，歯科衛生士等**
★	リハ栄養に最もふさわしい多職種連携の形態	**超職種型**
	職種の壁を超えて必要な領域をすべてカバーし，多職種間の相互乗り入れ体制で治療を行うこと	**超職種型（相互乗り入れチーム）のチームアプローチ**

LECTURE 11-1 低栄養と過栄養 (p90)

★	身体・精神機能低下と疾患予後の悪化につながる，除脂肪体重や体細胞成分が減少した状態	低栄養
★	脂肪組織への異常あるいは過剰な脂肪蓄積により健康が障害され得る状態	過栄養
★★	BMIの計算式	体重 (kg) ／身長 (m)^2

LECTURE 11-2 栄養素の不足と過剰 (p92)

★★ 栄養素の不足による欠乏症の例

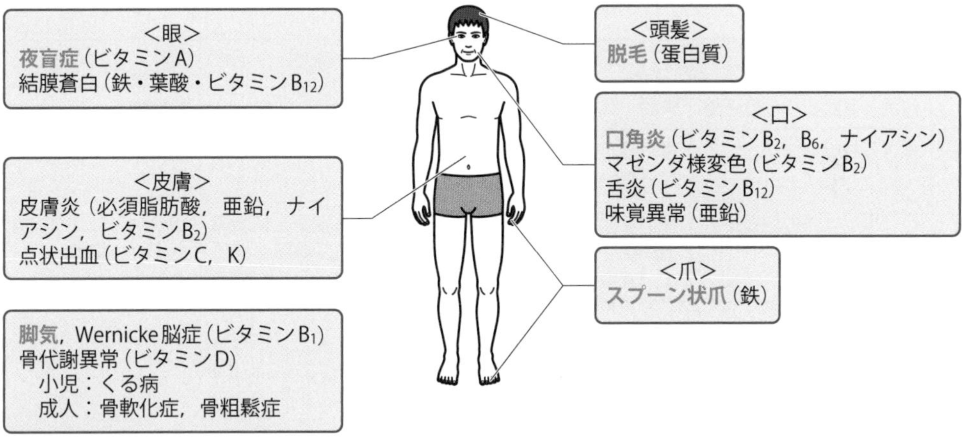

LECTURE 11-3 臨床検査値からみた栄養アセスメント (p94)

★	臨床検査値に基づいて客観的に栄養状態を把握する方法	客観的栄養評価 (ODA)
★★	栄養アセスメントに用いられる主な臨床検査値	アルブミン，トランスフェリン，プレアルブミン，レチノール結合蛋白質
	血清アルブミン値が指標として本来もっている意味	疾患・炎症の指標
★★	低アルブミン血症が危険因子となるもの	創治癒の遅延，褥瘡

LECTURE 11-4 Mini Nutritional Assessment (MNA) およびMNA Short Form (MNA-SF) (p96)

	高齢者向けに開発され世界で汎用されている2つの栄養評価ツール	Mini Nutritional Assessment (MNA) およびMNA Short Form (MNA-SF)
★	過去3か月間の食事摂取量の減少，過去3か月間の体重減少，自力歩行の可否，過去3か月間の精神的ストレスや急性疾患，神経・精神的問題の有無，BMI (または下腿周囲長) の6項目が含まれる栄養スクリーニングツール	MNA-SF

LECTURE 12-1 周術期・集中治療の栄養管理 (p98)

★手術後等の侵襲期に体外から投与されたエネルギーではなく筋肉や脂肪組織を利用したエネルギーが体内で優先的に使われること	**異化亢進**
★侵襲期早期の投与栄養量の設定はどうすべきか	**必要栄養量よりも少なく設定する**
重症患者の循環動態が安定したらできるだけ早期に開始すべき栄養方法	**経腸栄養**
禁食により腸管粘膜が萎縮し，腸内細菌が腸管粘膜内に入り込み，敗血症や臓器障害を引き起こすこと	**バクテリアルトランスロケーション**

LECTURE 12-2 脳卒中後の栄養管理 (p100)

★★

	意識障害	認知障害	神経障害	運動障害
症状	傾眠・意識レベル低下等	失認・失行等	嚥下障害等	片麻痺等
影響	食べられない	食べること，食べ方がわからない	飲み込めない，誤嚥してしまう	姿勢維持，食べる動作ができない
対応	**経口摂取以外の栄養投与ルートの選択**	**半側空間無視があれば無視のないほうに食器を置く，食事動作介助**	**食事形態の変更，粘度調整剤の使用，静脈・経腸栄養の考慮**	**ポジショニング，食具・食形態の調整**

LECTURE 12-3 糖尿病の栄養管理 (p102)

糖尿病の成因による2つの分類	**1型糖尿病，2型糖尿病**
糖尿病の発症に関係する2つの因子	**遺伝因子，環境因子**
★日本糖尿病学会『糖尿病治療ガイド』が示す糖尿病患者の2つの食事療法	**適正なエネルギー摂取量の指示，バランスのとれた食品構成（エネルギー比：蛋白質15～20%，脂質20～30%，炭水化物50～60%）の指導**
★グリセミック・インデックスの略で，食後の血糖値の上昇度合いを示す指標	**GI**
糖尿病患者における運動療法の効果	**食後高血糖を抑え，インスリン感受性を上げる**

LECTURE 12-4 虚弱高齢者の栄養管理 (p104)

★★筋量（筋力）が減少し，身体機能（体力）が低下すること	**サルコペニア**
★★筋力や日常生活活動が低下した状態	**フレイル（虚弱）**
高齢者の低栄養を引き起こす4つの要因	
①唾液分泌低下，味覚・嗅覚低下，消化管蠕動運動の低下等	**身体的要因**
②脳卒中後遺症による嚥下障害，うつ等	**病的要因**
③独居，老老介護等	**社会的要因**
④薬の副作用，疾患による食事制限等	**医原的要因**

LECTURE 13 - 1 栄養療法の選択 (p106)

	栄養療法とは	静脈栄養法と経腸栄養法
★	手や腕の静脈にカテーテルを挿入し栄養輸液を投与する方法	末梢静脈栄養法 (PPN)
★	中心静脈にカテーテルを留置し栄養輸液を投与する方法	中心静脈栄養法 (TPN)
	消化管内に栄養素を投与する方法	経腸栄養法
★★	栄養療法選択の基本	腸が機能している場合は経腸栄養を選択すること

LECTURE 13 - 2 エネルギー投与量 (p108)

★	エネルギー投与量の3つの算出方法	①体重あたり25～30kcalを基準として算出 ②間接カロリメトリーでREEを測定し算出 ③ハリス-ベネディクトの式で算出
	基礎エネルギー消費量を予測する算出式	ハリス-ベネディクトの式
	エネルギー必要量の算出式	BEE×活動係数×ストレス係数
	高度の栄養障害をもつ患者に急激に高エネルギーを投与すると生じるおそれのあるもの	リフィーディング症候群

LECTURE 13 - 3 経腸栄養法 (p110)

★	経腸栄養法とは	消化管内に栄養素を投与する方法
	経腸栄養剤の分類 (3つ)	
	①窒素源がアミノ酸のもの	成分栄養剤
	②窒素源がアミノ酸，ジペプチド，トリペプチドのもの	消化態栄養剤
	③窒素源が蛋白質のもの	半消化態栄養剤

LECTURE 13 - 4 静脈栄養法 (p112)

★	静脈栄養法とは	カテーテルを用いて静脈内に栄養輸液を投与する方法
	末梢静脈栄養法 (PPN) の実施可能期間	2週間以内
	末梢静脈カテーテルの留置上限時間	96時間未満
	中心静脈栄養法 (TPN) キット製剤の成分	グルコース，アミノ酸，電解質，ビタミン，微量元素
	静脈カテーテルに起因する感染症の呼称	カテーテル関連血流感染症

LECTURE 14-1 摂食嚥下のメカニズム (p114)

★★	咽頭内で食塊移送の推進力を生み出すもの	鼻咽腔閉鎖，舌根部と咽頭後壁の接触
	食塊移送中にタイミングよく開放される腔	食道入口部
★★	喉頭を閉鎖するための３つの弁	声帯，喉頭前庭，喉頭蓋
★	食物が気道に入ること	誤嚥

LECTURE 14-2 嚥下障害の臨床的評価 (p116)

★★	3mLの冷水を嚥下するスクリーニングテスト	改訂水飲みテスト
	30秒間にできるだけ多くの回数唾液を嚥下させるスクリーニングテスト	反復唾液嚥下テスト
★★	反復唾液嚥下テストのカットオフ値	30秒間に3回
★★	X線透視下に口腔期から食道期までの嚥下動態を観察する検査法	嚥下造影検査（VF）
★★	経鼻的に内視鏡を挿入し，安静時と嚥下時の咽頭と喉頭を直視下に観察する検査法	嚥下内視鏡検査（VE）

LECTURE 14-3 嚥下障害の間接訓練 (p118)

★	食物を用いずに嚥下諸器官の運動練習をすること	間接訓練

★★

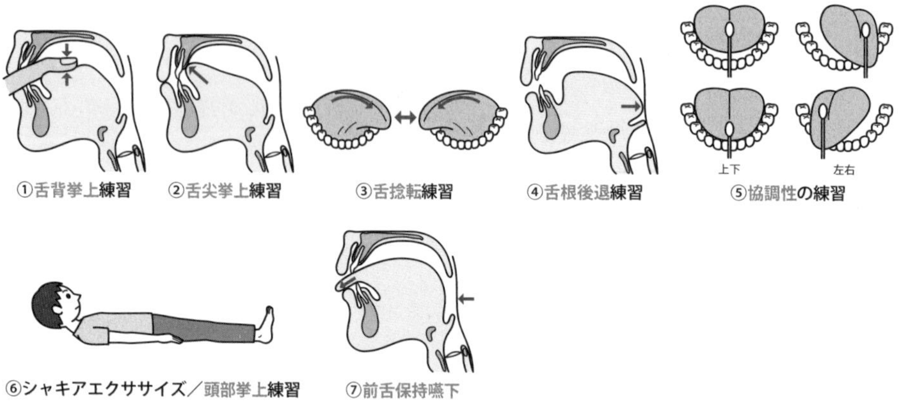

LECTURE 14-4 嚥下障害の直接訓練 (p120)

★	難易度を調整したうえで食物を用いて実際に嚥下をさせ機能改善をはかる訓練	直接訓練

★★

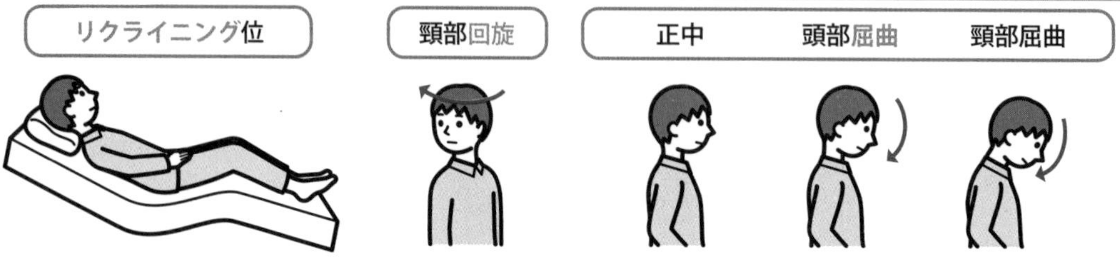

PT・OT国家試験過去問題

p135～142では，本書で学んだ内容（生化学・栄養学を学ぶ前提となる内容，発展的内容）から広く関連する過去問題をPT・OTでは10年分，STでは8年分掲載している．

第54～58回の出題数

総　計：	**69問**
毎年平均：	**13.8問**
PT専門	**2.6問**
OT専門	**2.8問**
専門基礎	**8.4問**

第54～58回の頻出領域

ホルモンから16問→CHAPTER 4
摂食嚥下から11問→CHAPTER 14
ICFから11問→CHAPTER 10
エネルギー代謝から6問→CHAPTER 5，8
ビタミンから5問→CHAPTER 6

CHAPTER 2

細胞小器官のうちATPを合成するのはどれか．

1. 小胞体
2. 中心小体
3. ゴルジ装置
4. リソゾーム
5. ミトコンドリア

解答　5

（57回・専門基礎・午後60）　LECTURE 2-4，8-2

CHAPTER 4

腎臓から分泌されるホルモンはどれか．**2つ選べ．**

1. レニン
2. メラトニン
3. カルシトニン
4. バソプレシン
5. エリスロポエチン

解答　1，5

（58回・専門基礎・午前57）　LECTURE 4-3

血糖を上昇させる作用のあるホルモンはどれか．**2つ選べ．**

1. アドレナリン
2. アルドステロン
3. カルシトニン
4. グルカゴン
5. パラトルモン

解答　1，4

（58回・専門基礎・午前67）　LECTURE 4-3

女性生殖器で**誤っている**のはどれか．

1. 原始卵胞は新生児にある．
2. 成人の卵巣の重さは約6gである．
3. 原始卵胞の成熟は思春期に始まる．
4. 卵細胞は始原生殖細胞に由来する．
5. 黄体ホルモン上昇により排卵が誘発される．

解答　5

（58回・専門基礎・午前68）　LECTURE 4-3

下垂体前葉から分泌されるホルモンはどれか．

1. メラトニン
2. オキシトシン
3. バソプレシン
4. プロラクチン
5. アルドステロン

解答　4

（58回・専門基礎・午後62）　LECTURE 4-3

副腎髄質から分泌されるホルモンはどれか．

1. レニン
2. アンドロゲン
3. コルチゾール
4. アルドステロン
5. ノルアドレナリン

解答　5

（57回・専門基礎・午前58）　LECTURE 4-3

水溶性ホルモンはどれか．**2つ選べ．**

1. エストロゲン
2. グルカゴン

3. コルチゾール
4. サイロキシン
5. バゾプレッシン

解答　2，5

（56回・専門基礎・午後68）　LECTURE 4-3

副腎髄質から分泌されるホルモンはどれか．**2つ選べ**．

1. アドレナリン
2. アルドステロン
3. アンドロゲン
4. コルチゾール
5. ノルアドレナリン

解答　1，5

（55回・専門基礎・午前61）　LECTURE 4-3

副腎皮質ホルモンについて正しいのはどれか．

1. 血糖値に影響しない．
2. ストレス時に変動しない．
3. 早朝に分泌が最大となる．
4. ペプチドホルモンである．
5. アドレナリンから生合成される．

解答　3

（56回・専門基礎・午前68）　LECTURE 4-4

副甲状腺ホルモンで正しいのはどれか．

1. 骨吸収を促進する．
2. 好酸性細胞で分泌される．
3. リンの再吸収を促進する．
4. 重炭酸イオンの再吸収を促進する．
5. 遠位尿細管でのカルシウム再吸収を抑制する．

解答　1

（53回・専門基礎・午前67）　LECTURE 4-3

分娩後の乳汁分泌に作用するホルモンはどれか．

1. ドパミン
2. エストロゲン
3. プロラクチン
4. プロゲステロン
5. ゴナドトロピン

解答　3

（52回・専門基礎・午後68）　LECTURE 4-3

下垂体後葉から分泌されるホルモンはどれか．**2つ選べ**．

1. グレリン
2. エストロゲン
3. オキシトシン
4. バソプレシン
5. アルドステロン

解答　3，4

（49回・専門基礎・午前68）　LECTURE 4-3

CHAPTER 5

持久力に必要なエネルギー供給系の説明で正しいのはどれか．

1. ATPは大量に体内に保存できる．
2. 解糖系の過程をTCA回路という．
3. 解糖系は無酸素性エネルギー供給系である．
4. 酸化系は無酸素性エネルギー供給系である．
5. ATP-CP系は有酸素性エネルギー供給系である．

解答　3

（58回・PT専門・午後40）　LECTURE 5-2，8-2

糖質代謝について正しいのはどれか．

1. ビタミンCが補酵素として関与する．
2. 酸化的リン酸化によって乳酸を生じる．
3. 中枢神経は脂肪酸をエネルギー源とする．
4. グルカゴンは糖新生系の生合成を促進する．
5. 甲状腺ホルモンは糖質代謝には関係しない．

解答　4

（49回・専門基礎・午後66）　LECTURE 5-2

CHAPTER 6

胃全摘出術後の巨赤芽球性貧血で欠乏する栄養素はどれか．

1. ニコチン酸
2. ビタミンA
3. ビタミンB_1
4. ビタミンB_{12}
5. ビタミンC

解答　4

（58回・専門基礎・午前76）　LECTURE 6-2，11-2

ワルファリンの作用を減弱させるのはどれか．

1. ビタミンA

2. ビタミンB_1
3. ビタミンC
4. ビタミンE
5. ビタミンK

解答　5

（58回・専門基礎・午前85）　LECTURE 6-2

ビタミンと欠乏時の症候との組合せで正しいのはどれか.

1. ビタミンA ―――― 舌　炎
2. ビタミンB_1 ―――― 皮下出血
3. ビタミンC ―――― 末梢神経障害
4. ビタミンD ―――― 骨粗鬆症
5. ビタミンK ―――― 壊血病

解答　4

（58回・専門基礎・午前93）　LECTURE 6-2，11-2

視覚で正しいのはどれか.

1. 明順応には20分程度かかる.
2. 視神経乳頭は視覚受容器を欠く.
3. ビタミンC欠乏で夜盲症となる.
4. 近視では網膜の後方に焦点を結ぶ.
5. 毛様体筋は遠くを見るときに収縮する.

解答　2

（58回・専門基礎・午後63）　LECTURE 6-2，11-2

症状性精神障害を引き起こす疾患と治療の組合せで正しいのはどれか．**2つ選べ**.

1. Wernicke脳症 ―――― ビタミンB_1投与
2. 肝性脳症 ―――― 芳香族アミノ酸投与
3. 全身性エリテマトーデス ― 副腎皮質ステロイド
4. 尿毒性脳症 ―――― 瀉　血
5. ペラグラ ―――― 葉酸投与

解答　1，3

（56回・OT専門・午後43）　LECTURE 6-2，11-2

骨粗鬆症の原因で**誤っている**のはどれか.

1. 安静臥床
2. 胃切除後
3. 糖尿病
4. ビタミンA欠乏症
5. 副甲状腺機能亢進症

解答　4

（55回・専門基礎・午後95）　LECTURE 6-2，11-2

CHAPTER 7

消化器系について正しいのはどれか.

1. 食道は気管の前方に位置する.
2. 胃体の下端部を胃底という.
3. 十二指腸は粘膜ヒダに富む.
4. 空腸に続いて回腸がある.
5. 横行結腸右端は下行結腸に連なる.

解答　4

（51回・専門基礎・午前58）　LECTURE 7-1

脂質の消化吸収について正しいのはどれか.

1. 胆汁は胆囊で生成される.
2. 胆汁酸はコレステロールから生合成される.
3. トリプシンがトリグリセリドを分解する.
4. Oddi括約筋の弛緩により胆汁が空腸へ放出される.
5. ミセル内の脂質消化物は輸送蛋白により小腸上皮細胞内へ取り込まれる.

解答　2

（57回・専門基礎・午前66）　LECTURE 7-2

唾液分泌について正しいのはどれか.

1. 1日の分泌量は約100 mLである.
2. 分泌速度が増すとpHは低下する.
3. 加齢により分泌量は増加する.
4. 唾液分泌中枢は中脳にある.
5. 糖質を分解する.

解答　5

（57回・専門基礎・午後65）　LECTURE 7-2

胃での栄養素の消化・吸収で正しいのはどれか.

1. ペプシンは脂質を分解する.
2. セクレチンは胃液分泌を促進する.
3. 内因子はビタミンB_6の吸収に関与する.
4. 胃内の停滞時間は糖類より脂肪の方が長い.
5. 胃液分泌の増加は食物が胃に到達してから起こる.

解答　4

（53回・専門基礎・午後64）　LECTURE 7-2

栄養素と吸収部位の組合せで正しいのはどれか.
1. 糖 ―――――――― 空 腸
2. 鉄 ―――――――― 結 腸
3. 脂 肪 ―――――― 十二指腸
4. 蛋白質 ―――――― 胃
5. ビタミンB_{12} ――― 空 腸

解答 1

(50回・専門基礎・午前66) LECTURE 7-3

CHAPTER 8

嫌気的代謝の過程で生成される物質はどれか.
1. アミノ酸
2. クエン酸
3. フマル酸
4. ピルビン酸
5. イソクエン酸

解答 4

(55回・専門基礎・午後69) LECTURE 8-2

エネルギー代謝で**誤っている**のはどれか.
1. 安静時代謝量は基礎代謝量より小さい.
2. 基礎代謝量はホルモンの影響を受ける.
3. 安静時代謝量は体重減少により低下する.
4. 呼吸商は脂肪の燃焼が多くなると低下する.
5. 代謝当量1単位は酸素3.5mL/kg/分の摂取量を基準としている.

解答 1

(57回・専門基礎・午前69) LECTURE 8-3

栄養管理について正しいのはどれか.
1. 成人では毎日体重1kgあたり0.1g以上のタンパク質を摂取するのがよい.
2. BMIが22.5未満の場合,栄養障害があると判定する.
3. 低栄養になると血中総リンパ球数が増加する.
4. 発熱時には,エネルギー必要量が増加する.
5. 重度熱傷では,尿中窒素排泄量が減少する.

解答 4

(56回・PT専門・午後39) LECTURE 8-3

エネルギー代謝率の計算式で正しいのはどれか.
1. 内的仕事量÷全仕事量
2. 労作代謝量÷基礎代謝量
3. 基礎代謝量÷基準体表面積
4. 労作代謝量÷安静時代謝量
5. 基礎代謝実測値÷基礎代謝基準値

解答 2

(56回・専門基礎・午前69) LECTURE 8-4

通常歩行(4km/h)の代謝当量(METs)はどれか.
1. 1〜2METs
2. 3〜4METs
3. 5〜6METs
4. 7〜8METs
5. 9〜10METs

解答 2

(54回・専門基礎・午後69) LECTURE 8-4

基礎代謝について**誤っている**のはどれか.
1. 安静臥床で計測する.
2. 体温の上昇によって増加する.
3. 同性,同年齢ならば体表面積に比例する.
4. 代謝当量(METs)は,作業時代謝量÷基礎代謝量で表す.
5. 食後の消費エネルギー増加は,脂質摂取に比べ蛋白質摂取で大きい.

解答 4

(50回・専門基礎・午後68) LECTURE 8-4

CHAPTER 9

身長170cm,体重60kgの人のBMIで正しいのはどれか.
ただし,値は小数点以下第1位を四捨五入するものとする.
1. 15
2. 17
3. 19
4. 21
5. 23

解答 4

(57回・OT専門・午前26) LECTURE 9-2,11-1

身体活動のエネルギー代謝で**誤っている**のはどれか.
1. 20分以上の有酸素運動では脂質より糖質が利用される.

2. 筋収縮エネルギーとしてATPが利用される.
3. 無酸素性閾値は心肺負荷試験で算出できる.
4. 最大酸素摂取量は運動持久力を反映する.
5. グリコーゲンの解糖により乳酸を生じる.

解答　1

(56回・専門基礎・午後69)　LECTURE 9-4

55歳の男性. 2型糖尿病. 身長170cm, 体重85kg. BMI (body mass index) を24にするために目標とすべき体重に最も近いのはどれか.

1. 65kg
2. 67kg
3. 69kg
4. 71kg
5. 73kg

解答　3

(53回・PT専門・午前11)　LECTURE 9-2, 11-1

CHAPTER 10

ICFにおける「参加」の評価に最も関連する情報はどれか.

1. 教育歴
2. 住環境
3. 職業適性
4. 認知機能
5. セルフケア能力

解答　3

(58回・専門基礎・午後87)　LECTURE 10-1

ICFについて正しいのはどれか.

1. 障害の分類である.
2. 活動は個人因子の1つである.
3. 参加は環境因子の1つである.
4. 機能障害という用語は使用されない.
5. 参加とは生活場面への関わりのことである.

解答　5

(51回・専門基礎・午後82)　LECTURE 10-1

フレイルの指標とサルコペニアの評価で共通する項目はどれか. **2つ選べ.**

1. 握力低下
2. 体重減少
3. 歩行速度低下
4. 主観的疲労感増大
5. 日常生活活動減少

解答　1, 3

(57回・専門基礎・午前83)　LECTURE 10-1

筋量減少が診断基準に含まれるのはどれか.

1. フレイル
2. サルコペニア
3. ポストポリオ症候群
4. メタボリックシンドロームの予防教育
5. ロコモティブシンドローム

解答　2

(56回・専門基礎・午後84)　LECTURE 10-1

フレイルの説明で正しいのはどれか.

1. サルコペニアと関連がある.
2. 体重は増加している者が多い.
3. 虚弱高齢者とは区別される病態を有する.
4. 地域在住高齢者での該当者は2%程度である.
5. 精神的な活力の低下は判断の要素に含まれない.

解答　1

(52回・PT専門・午前25)　LECTURE 10-1, 12-4

CHAPTER 11

栄養評価に適した項目はどれか. **2つ選べ.**

1. 体　重
2. 血糖値
3. 前腕周囲径
4. 上腕三頭筋筋力
5. 血清アルブミン値

解答　1, 5

(57回・OT専門・午前25)　LECTURE 11-3

要因と症状の組合せで正しいのはどれか. **2つ選べ.**

1. 血液粘稠度低下 ―――― 静脈血栓
2. 循環血漿量低下 ―――― 起立性低血圧
3. 最大酸素摂取量増加 ―― 運動耐容能の低下
4. 血清アルブミン値低下 ― 褥　瘡
5. 骨への物理的応力増加 ― 骨萎縮

解答　2, 4

(55回・OT専門・午後32)　LECTURE 11-3, 12-4

栄養状態の評価として有用性が低いのはどれか．

1. 血小板数
2. 下腿周囲径
3. 体重減少率
4. Body Mass Index
5. 血清アルブミン値

解答　1

（52回・PT専門・午後50）　LECTURE 11-3

CHAPTER 12

78歳の女性．右利き．脳梗塞による左片麻痺で入院中．Brunnstrom法ステージは上肢V，手指Ⅵ，下肢V．歯がなく，きざみ食をスプーンで全量自力摂取しているが，次から次へと食べ物を口に運ぶ．改訂水飲みテスト〈MWST〉は5点，反復唾液嚥下テスト〈RSST〉は4回/30秒であった．この患者への対応で正しいのはどれか．

1. 摂食嚥下に問題の無い患者の対面に座らせる．
2. 食前に耳下腺マッサージを行う．
3. 主菜・副菜にとろみをつける．
4. 小さいスプーンを使用させる．
5. 患者の左空間に皿を置く．

解答　4

（55回・OT専門・午前8）　LECTURE 12-2

糖尿病の運動療法で正しいのはどれか．

1. 食後すぐに開始する．
2. 運動強度はBorg指数17前後で行う．
3. インスリン治療中の患者は禁忌である．
4. 尿中ケトン体陽性の場合は有酸素運動を行う．
5. 増殖性網膜症がある場合，強い等尺性収縮は推奨されない．

解答　5

（54回・PT専門・午後47）　LECTURE 12-3

高齢者にみられる病態のうち，低栄養の関与が低いのはどれか．

1. 貧　血
2. 褥　瘡
3. 大腿骨骨折
4. サルコペニア
5. 虚血性心疾患

解答　5

（52回・専門基礎・午後92）　LECTURE 12-4

CHAPTER 14

摂食嚥下障害で正しいのはどれか．

1. 液体は誤嚥しにくい．
2. 認知機能の影響は受けない．
3. むせがなければ誤嚥はない．
4. 頸部を屈曲すると嚥下反射は遅れる．
5. 梨状窩は咽頭残留の好発部位である．

解答　5

（58回・OT専門・午前36）　LECTURE 14-2

摂食嚥下障害の病態と手技の組合せで正しいのはどれか．

1. 鼻咽腔の閉鎖不全 —— Shaker（シャキア）法
2. 梨状窩の食物残留 —— うなずき嚥下
3. 喉頭蓋谷の食物残留 — 横向き嚥下
4. 食道入口部の開大不全 – Mendelsohn 手技
5. 舌骨上筋群の筋力低下 – 輪状咽頭筋バルーン拡張法

解答　4

（58回・PT専門・午前42）　LECTURE 14-3

摂食嚥下の咽頭期に生じる現象で正しいのはどれか．

1. 吸　気
2. 咀　嚼
3. 喉頭蓋反転
4. 鼻咽腔開放
5. 輪状咽頭筋収縮

解答　3

（54回・専門基礎・午前67）　LECTURE 14-1

嚥下反射が惹起された瞬間の食物の流れを観察できる検査法はどれか．

1. 食物テスト
2. 嚥下造影検査
3. 嚥下内視鏡検査
4. 改訂水飲みテスト
5. 反復唾液嚥下テスト

解答　2

（57回・PT専門・午後37）　LECTURE 14-2

反復唾液嚥下テストのカットオフ値は30秒間に何回か.

1. 1回
2. 3回
3. 5回
4. 7回
5. 9回

解答 2

(56回・OT専門・午前26) LECTURE 14-2

嚥下造影検査と比べて嚥下内視鏡検査が適しているのはどれか.

1. 誤嚥の評価
2. 嚥下反射の評価
3. 食道機能の評価
4. 声帯運動の評価
5. 咀嚼機能の評価

解答 4

(55回・OT専門・午後25) LECTURE 14-2

摂食嚥下の評価で正しいのはどれか.

1. フードテストは咀嚼能力を評価できる.
2. 喉頭挙上の評価では舌の可動性を評価できる.
3. 随意的な咳の強弱によって嚥下反射の速さを評価できる.
4. 改訂水飲みテスト(MWST)は咽頭期の嚥下機能を評価できる.
5. 反復唾液嚥下テスト(repetitive saliva swallowing test：RSST)は食物の残留部位を評価できる.

解答 4

(48回・OT専門・午後22) LECTURE 14-2

摂食嚥下障害に対するリハビリテーション手技と目的の組合せで正しいのはどれか.

1. Shaker法 ──────── 舌骨上筋群の強化
2. ハフィング〈huffing〉── 食道入口部の開大
3. バルーン拡張法 ───── 誤嚥物の喀出
4. ブローイング ────── 喉頭挙上の強化
5. Mendelsohn手技 ──── 鼻咽腔閉鎖の強化

解答 1

(56回・PT専門・午後47) LECTURE 14-3

脳卒中患者の摂食・嚥下障害で正しいのはどれか.

1. 水分よりゼリーで誤嚥しやすい.
2. 急性期より慢性期で高頻度に生じる.
3. 座位よりリクライニング位で誤嚥が少ない.
4. 片側の障害では非麻痺側に頸部を回旋する.
5. 食事中むせなければ誤嚥はないと判断できる.

解答 3

(48回・PT専門・午前33) LECTURE 14-4

ST国家試験過去問題

第20～25回の出題数

総計：**33問**
毎年平均：**6.6問**

第20～25回の頻出領域

嚥下（治療・手術）から12問→CHAPTER 14
嚥下（検査・評価）から7問→CHAPTER 14
嚥下（基礎知識）から7問→CHAPTER 14
ホルモンから3問→CHAPTER 4
ビタミンから2問→CHAPTER 6

CHAPTER 4

誤っている組合せはどれか．

a. グルカゴン ――――― 膵　臓
b. アドレナリン ―――― 副腎髄質
c. オキシトシン ―――― 下垂体後葉
d. プロラクチン ―――― 卵　巣
e. エリスロポエチン ―― 腎　臓

解答　4

（25回・午前4）　LECTURE 4-3

ホルモンと作用の組合せで**誤っている**のはどれか．

1. アンギオテンシン ―― 血圧上昇
2. インスリン ――――― 血糖上昇
3. アドレナリン ―――― 心拍数増加
4. 副甲状腺ホルモン ―― 血中カルシウム濃度上昇
5. 糖質コルチコイド ―― 抗炎症作用

解答　2

（20回・午前5）　LECTURE 4-3

誤っている組合せはどれか．

1. オキシトシン ―――― 下垂体後葉
2. アドレナリン ―――― 副　腎
3. メラトニン ――――― 松果体
4. 成長ホルモン ―――― 甲状腺
5. インスリン ――――― 膵　臓

解答　4

（19回・午前5）　LECTURE 4-3

誤っている組合せはどれか．

1. 甲状腺ホルモン ――― 基礎代謝亢進
2. メラトニン ――――― 体内時計の調節
3. インスリン ――――― 血糖値降下
4. ノルアドレナリン ―― 血圧低下
5. 糖質コルチコイド ―― 抗炎症作用

解答　4

（18回・午後3）　LECTURE 4-3

CHAPTER6

コルサコフ症候群と関連性がないのはどれか．

1. アルコール飲酒歴
2. 健　忘
3. 見当識障害
4. ビタミンB_6欠乏
5. 作　話

解答　4

（25回・午前10）　LECTURE 6-2，11-2

貧血について**誤っている**組合せはどれか．

1. 鉄欠乏性貧血 ――――― 血清フェリチン低下
2. 悪性貧血 ―――――― ビタミンB_6欠乏
3. 腎性貧血 ―――――― エリスロポエチン欠乏
4. 溶血性貧血 ――――― 赤血球破壊亢進
5. 再生不良性貧血 ―――― 骨髄低形成

解答　2

（23回・午前6）　LECTURE 6-2，11-2

CHAPTER 7

誤っているのはどれか．

1. 唾液にはアミラーゼが含まれる．
2. 胃からガストリンが分泌される．
3. 膵液は酸性である．
4. 小腸ではグルコースが吸収される．
5. 肝臓から胆汁酸が分泌される．

解答　3

（20回・午前4）　LECTURE 7-2

CHAPTER 11

欠乏によって味覚障害を起こしやすいのはどれか．

1. 亜　鉛
2. 尿　素
3. カリウム
4. ビタミンD
5. 不飽和脂肪酸

解答　1

（22回・午後11）　LECTURE 11-2

CHAPTER 13

栄養療法について正しいのはどれか．

a. 腸が機能している場合は．経腸栄養を基本とする．
b. 静脈栄養の施行期間が短期間の場合は，中心静脈栄養法が適応となる．
c. 高カロリー輸液を行う場合は，末梢静脈栄養法の適応となる．
d. 経口摂取のみで必要な栄養量を投与できない場合は，経管栄養を追加する．
e. 消化管瘻の第一選択は胃瘻である．

1. a，b，c
2. a，b，e
3. a，d，e
4. b，c，d
5. c，d，e

解答　3

（24回・午前86）　LECTURE 13-1

CHAPTER 14

嚥下造影検査で評価が困難な項目はどれか．

1. 食塊形成
2. 下咽頭唾液貯留
3. 喉頭挙上
4. 嚥下反射惹起
5. 食塊通過時間

解答　2

（24回・午前84）　LECTURE 14-2

嚥下造影検査が嚥下内視鏡検査よりも有用な評価項目はどれか．

1. 喉頭挙上障害
2. 声門閉鎖不全
3. カーテン徴候
4. 梨状陥凹の唾液残留
5. 咽頭・喉頭の感覚低下

解答　1

（23回・午後85）　LECTURE 14-2

嚥下内視鏡検査で評価が難しいのはどれか．

1. 声門閉鎖
2. 咽頭収縮
3. 鼻咽腔閉鎖
4. 嚥下反射惹起性
5. 食道入口部開大

解答　5

（22回・午前85）　LECTURE 14-2

改訂水飲みテストについて**誤っている**のはどれか．

1. 舌背に注ぐ．
2. 冷水を用いる．
3. 音声を評価する．
4. むせを評価する．
5. 呼吸状態を評価する．

解答　1

（21回・午後84）　LECTURE 14-2

嚥下障害患者に対して図に示す姿勢を維持する嚥下訓練を行っている．この訓練が適応となる病態はどれか．

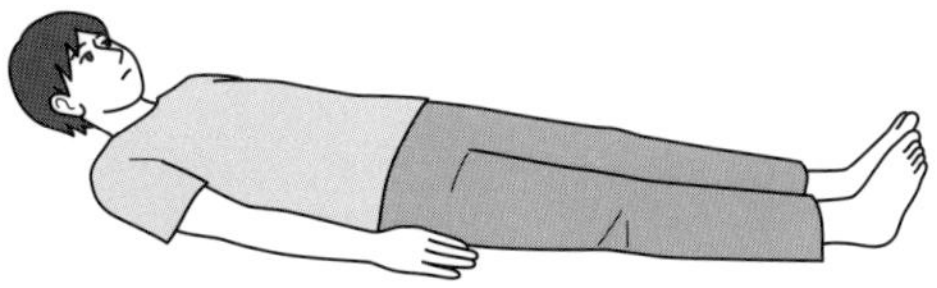

1. 咀嚼障害
2. 舌運動障害
3. 喉頭挙上障害
4. 鼻咽腔閉鎖不全
5. 嚥下反射惹起不全

解答　3

（21回・午後85）　LECTURE 14-3

嚥下障害の治療・対応について**誤っている**組合せはどれか.

1. 頭部挙上訓練 ──── 食道入口部開大
2. 息こらえ嚥下法 ─── 声門閉鎖強化
3. 頸部回旋 ────── 咽頭挙上の強化
4. 交互嚥下 ────── 咽頭残量物の軽減
5. アンカー強調嚥下法 ── 舌運動の補強

解答　3

(22回・午前86)　LECTURE 14-4

嚥下反射惹起遅延がある患者の直接訓練開始時における訓練食の性状として適切なのはどれか.

a. 冷たい.
b. 流動性が高い.
c. 細かくきざんである.
d. 粘膜に付着しやすい.
e. 均一である.

1. a, b　2. a, e　3. b, c
4. c, d　5. d, e

解答　2

(20回・午前87)　LECTURE 14-4

資　料

食品の分類	食品の種類	1単位(80kcal)あたりの栄養素の平均含有量 炭水化物(g) 1gあたり4kcal	 たんぱく質(g) 1gあたり4kcal	 脂質(g) 1gあたり9kcal
炭水化物を多く含む食品(Ⅰ群)				
表1	●穀物 ●いも ●炭水化物の多い野菜と種実 ●豆(大豆を除く)	18	2	0
表2	●くだもの	19	1	0
たんぱく質を多く含む食品(Ⅱ群)				
表3	●魚介 ●大豆とその製品 ●卵，チーズ ●肉	1	8	5
表4	●牛乳と乳製品(チーズを除く)	7	4	4
脂質を多く含む食品(Ⅲ群)				
表5	●油脂 ●脂質の多い種実 ●多脂性食品	0	0	9
ビタミン，ミネラルを多く含む食品(Ⅳ群)				
表6	●野菜(炭水化物の多い一部の野菜を除く) ●海藻 ●きのこ ●こんにゃく	14	4	1
調味料	●みそ，みりん，砂糖など	12	3	2

(日本糖尿病学会　編・著：糖尿病食事療法のための食品交換表　第7版．p13，日本糖尿病協会・文光堂，2013.)

文献一覧

CHAPTER 2

1）野島高彦：はじめて学ぶ化学．化学同人，2012.
2）田島　眞（編著）：基礎からのやさしい化学 ヒトの健康と栄養を学ぶために．建帛社，2011.

CHAPTER 5

1）今堀和友・他（監修）：生化学辞典　第4版．化学同人，2015.
2）Trudy Mckee,James R.Mckee（著），市川　厚（監修）：マッキー生化学　第6版．化学同人，2018.
3）亀井碩哉：ひとりでマスターする生化学．講談社，2015.

CHAPTER6

1）五十嵐　修，藤原葉子：栄養．実教出版，2015.
2）中村丁次：系統看護学講座　専門基礎分野　人体の構造と機能［3］栄養学　第13版．医学書院，2020.
3）曽根博仁：すべての診療科で役立つ　栄養学と食事・栄養療法．羊土社，2019.
4）中村丁次：楽しくわかる栄養学．羊土社，2020.
5）厚生労働省：生活習慣病予防のための健康情報．https://www.e-healthnet.mhlw.go.jp/information/dictionary/alcohol/ya-052.html（2023年4月26日閲覧）
6）鈴木貴浩：特集　治療可能な認知症（treatable dementia）の現在―その可逆性を考える―　アルコールを中心として，栄養障害（ビタミンB1欠乏症等アルコール関連）．日大医誌，77（5）：309-312，2018.

CHAPTER 8

1）津田とみ：よくわかる専門基礎講座　栄養学　第4版．pp 69-73，123-136，金原出版，2015.
2）中村丁次：系統看護学講座　専門基礎分野　人体の構造と機能［3］栄養学　第9版．p 33，医学書院，2000.
3）前野正夫，磯川桂太郎：改訂第2版　はじめての一歩のイラスト・分子生物学　第2版．pp 158-166，羊土社，2008.
4）内田さえ：人体の構造と機能　第5版．pp 285-301，医歯薬出版，2019.
5）名津井　悌次郎：現代看護学基礎講座3　生理学．p 163，真興交易医書出版部，1982.
6）今永一成，後藤昌義・他（編著）：概説生理学〈植物的機能編〉　改訂第2版．p 232，南江堂，1987.
7）石黒　伊三雄（監修）：わかりやすい生化学―疾病と代謝・栄養の理解のために―　第4版．pp 65-73，ヌーヴェルヒロカワ，2006.
8）石黒　伊三雄，篠原力雄（監修）：わかりやすい生化学―疾病と代謝・栄養の理解のために―　第5版．pp 68-75，94-96，117-118，ヌーヴェルヒロカワ，2017.
9）中村丁次：系統看護学講座　専門基礎分野　人体の構造と機能［3］栄養学　第12版．pp 61-62，74-76，78-87，医学書院，2015.
10）厚生労働省ホームページ：日本人の食事摂取基準（2020年版）.
11）厚生労働省：健康づくりのための身体活動量 2013.

CHAPTER 9

1）清水孝雄（監訳）：イラストレイテッド ハーパー・生化学 原書30版．丸善出版，2016.
2）星　猛・他（監訳）：医学生理学展望　原書19版．丸善出版，2000.
3）林　典夫，廣野治子（編）：シンプル生化学　第6版．南江堂，2014.
4）藤井久雄（編）：スポーツの栄養学-トレーニング効果を高める食事-．アイ・ケイコーポレーション，2010.
5）第一出版編集部（編）：厚生労働省策定　日本人の食事摂取基準（2015年版）．第一出版（2014）
6）公益財団法人 健康・体力づくり事業財団：健康運動指導士・養成講習会テキスト，2017.
7）健康局総務課生活習慣病対策室：平成28年国民健康・栄養調査の概要，厚生労働省，2016.
8）江澤郁子・他（編）：応用栄養学　四訂．建帛社，2014.
9）厚生労働省：「健康づくりのための身体指針2013（アクティブガイド2013）」.
10）日本肥満学会（編）：肥満症診断ガイドライン2022．ライフサイエンス出版，2022.
11）下村吉治：スポーツと健康の栄養学．ナップ，2002.
12）金子佳代子，万木良平（編）：環境・スポーツ栄養学．建帛社，2003.
13）岡村浩嗣（編）：市民からアスリートまでのスポーツ栄養学．八千代出版，2011.
14）岸野泰雄・他：スポーツに必要な実践栄養学．診断と治療社，1995.
15）Edward L. Fox（著），朝比奈一男，渡部和彦（訳）：スポーツ生理学．大修館書店，1988.

16) Micheal E. Houston(著), 山田　茂(編)：運動生化学ハンドブック. ナップ, 2004.
17) 宮下充正, 石井喜八(編)：運動生理学概論. 大修館書店, 1983.
18) 北川　薫：運動とスポーツの生理学. 市村出版, 2001.
19) (財)日本体育協会スポーツ医・科学専門委員会(監修)：アスリートのための栄養・食事ガイド. 第一出版, 2008.

CHAPTER 10

1) Wakabayashi H：Rehabilitation nutrition in general and family medicine. J gen Fam Med, 18：153-154, 2017.
2) 吉田　剛, 山田　実：栄養・嚥下理学療法. pp3-4, 医歯薬出版, 2018.
3) 栢下　淳, 若林秀隆：リハビリテーションに役立つ栄養学の基礎　第3版. 医歯薬出版, pp5-16, 2023.
4) 日本リハビリテーション栄養学会：リハビリテーション栄養診療ガイドライン2018. https://minds.jcqhc.or.jp/docs/gl_pdf/G0001083/4/rehabilitation_nutrition.pdf
5) 山田　実：リハビリテーションを行う際のPTとしての留意点. Med Reha, 224：30-43, 2018.
6) サルコペニア診療ガイドライン2017年版：http://jssf.umin.jp/jssf_guideline2017.html
7) 佐野敦也：リハビリテーションの際の脂質代謝. Med Reha, 224：73-79, 2018.
8) 若林秀隆：リハビリテーション栄養ハンドブック. pp153-155, 158-160, 医歯薬出版, 2010.
9) 安永　雅・他：リハビリテーション栄養と横断的チームアプローチ. Med Reha, 224：1-4, 2018.

CHAPTER 11

1) Cederholm T, et al：ESPEN guidelines on definitions and terminology of clinical nutrition. Clin Nutr, 36(1)：49-64, 2017
2) Cederholm T, et al：The GLIM criteria for the diagnosis of malnutrition - a consensus report from the global clinical nutrition community. Clin Nutr, 38(1)：1-9, 2019
3) 厚生労働省：エネルギー-「日本人の食事摂取基準(2015年版)策定検討会」報告書. https://www.mhlw.go.jp/file/05-Shingikai-10901000-Kenkoukyoku-Soumuka/0000083871.pdf. (2023年4月26日参照)
4) Okazaki R, et al. Assessment criteria for vitamin D deficiency/insufficiency in Japan：proposal by an expert panel supported by the Research Program of Intractable Diseases, Ministry of Health, Labour and Welfare, Japan, the Japanese Society for Bone and Mineral Research and the Japan Endocrine Society [Opinion]. J Bone Miner Metab, 35(1)：1-5, 2017.
5) Russell MK, et al, Gottschlich MM. ed：The A.S.P.E.N. Nutrition support core curriculum. pp163-186, American Society for Pareteral and Enteral Nutrition, 2007.
6) 小山　諭：ODAと生化学的指標. 日本静脈経腸栄養学会編. 静脈経腸栄養ハンドブック. pp121-129. 南江堂, 2011.
7) 中屋　豊：蛋白質検査. 臨床栄養, 133(4)：404-407, 2018.
8) Bragg D, et al：Module 17.4 Fluid balance and metabolism in surgery. ESPEN LLL Programme. 2015
9) Guigoz Y. The Mini Nutritional Assessment (MNA) review of the literature What does it tell us? J Nutr Health Aging 2006；10(6)：466-485；discussion 485-487.
10) Kaiser M, Bauer J, Ramsch C, et al. Validation of the mini nutritional assessment short-form (MNA®-SF)；a practical tool for identification of nutritional status. J Nutr Heal Aging, 13(9)：782-788, 2009.
11) Marshall S, et al：Nutrition screening in geriatric rehabilitation：criterion (concurrent and predictive) validity of the Malnutrition Screening Tool and the Mini Nutritional Assessment−Short Form. J Acad Nutr Diet, 116(5)：795-801, 2016.
12) Nestle Nutrition Institute. MNA® Mini Nutritional Assessment. https://www.mna-elderly.com/sites/default/files/2021-10/mna-mini-japanese.pdf (2023年4月26日参照)

CHAPTER 14

1) 才藤栄一, 植田耕一郎(監修)：摂食嚥下リハビリテーション　第3版. pp194-226, 医歯薬出版, 2016.
2) 聖隷嚥下チーム：嚥下障害ポケットマニュアル　第4版. 医歯薬出版, 2018.
3) 日本摂食嚥下リハビリテーション学会医療検討委員会：訓練法のまとめ(2014版). 日摂食嚥下リハ会誌, 18：55-89, 2014.
4) 小口和代(編)：摂食嚥下リハビリテーションにおける機能評価. 臨床リハ, 27 (7)：618-633, 2018.
5) 出江紳一(編)：摂食嚥下障害リハビリテーションABC. メディカルリハビリテーション増刊号, 212：10-32, 67-106, 135-140, 2017.
6) 稲本陽子・他(編著)：Dysphagia Evaluation and Treatment From the Perspective of Rehabilitation Medicine 日本語版　リハビリテーション医学に基づいた摂食嚥下障害の評価・対応. 医歯薬出版, 2019.

索　引

INDEX

和文索引

欧文索引

リハベーシック
生化学・栄養学　第2版　　ISBN978-4-263-26756-1

2020年 1 月 25 日　第 1 版第 1 刷発行
2022年 8 月 10 日　第 1 版第 5 刷発行
2024年 1 月 10 日　第 2 版第 1 刷発行

編　集　内　山　　　靖
　　　　藤　井　浩　美
　　　　立　石　雅　子

発行者　白　石　泰　夫
発行所　**医歯薬出版株式会社**
〒113-8612　東京都文京区本駒込1-7-10
TEL.(03) 5395-7628(編集)・7616(販売)
FAX.(03) 5395-7609(編集)・8563(販売)
https://www.ishiyaku.co.jp/
郵便振替番号 00190-5-13816

乱丁，落丁の際はお取り替えいたします．　印刷・真興社／製本・愛千製本所